十文字革命

電子薬歴への提言

〜佐谷圭一の「かかりつけ薬局」講座〜

佐谷 圭一 著

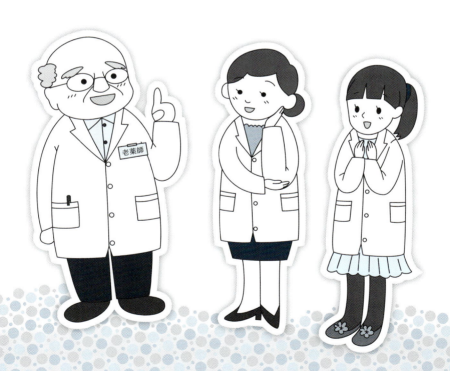

この講座は、小生の50年に亘る薬局店頭における体験の中から贈る、次世代の薬局薬剤師や薬局経営者諸氏へのメッセージです。
読んで可とするもよろ、不可とするもよろ、少しでも資するものがあれば幸いです。

目　次

第0話	きっかけ	1
第1話	薬学的知見	2
第2話	十文字とADL	6
第3話	十文字とQOL	10
第4話	ニュートンの法則	15
第5話	象形文字と十文字	20
第6話	人類進化論と舌根沈下論	27
第7話	突発的睡眠と幻覚	32
第8話	十文字システムとアポテーカ	38
第9話	十文字と薬効別分類	44
第10話	CYPと十文字	49
第11話	小ニュートン	54
第12話	薬学誕生秘話	61
第13話	服薬指導チェック項目	66
第14話	ファイリングシステム	71
第15話	かかりつけ薬局	77
第16話	処方箋の裏	82
第17話	質問集	86
第18話	1包化と高齢者	90
第19話	"福"作用	96
第20話	北海道の獣医さん	103
あとがきに代えて		

◆本書は、当社「薬事日報ウェブサイト」にて連載された「佐谷圭一の『かかりつけ薬局』講座〜十文字革命」(全20回：2014年7月17日〜11月26日)の内容を編集、再構成したものである。

登場人物紹介

老薬師

薬(剤)師であり、1963年にアスカ薬局を開設。「なければ創る」がモットーの好々爺。日本薬剤師会の会長退任後は、薬局業務に専念する傍ら、薬剤の副作用の頭文字を薬歴へ入力する「十文字システム」を提唱。

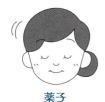
薬子

老薬師の息子の嫁で、アスカ薬局に勤務する中堅薬剤師。三児の母。仕事においては老薬師の右腕的存在。

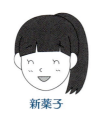
新薬子

アスカ薬局に勤務する入局2年目の若手薬剤師。

第0話

きっかけ

◆薬事日報社の小山氏がひょっこりアスカ薬局を訪ねてきた。小山氏も小生も若かりし頃、薬業界の問題では随分と丁々発止とやった仲だ。

 小山さんは社長なんだ！

小 山　そうなんですよ。

 小生も日本薬剤師会（日薬）の会長になるなんて考えたこともなかったが、小山さんも薬事日報の社長になるなんて！

小 山　本当ですね。ところでこれを機縁にして、次世代に伝えたいことを書いてくれませんか？

 遺言ですね！

小 山　まあ、そうは言いませんが、そんなところで！

第 1 話

薬学的知見

薬学的知見という言葉をどう思いますか？

医学的知見という言葉はたびたび聞くが、薬学的知見なる言葉は耳新しいが…

今年（平成26年）の6月12日に施行された薬事法*と薬剤師法に急に出てきた言葉なんですよ！

ほう、そう聞くといろんな想いがよぎるなあ。

薬局開設者の義務として、薬事法の第9条の3第4項で従来からの《必要な情報の提供》に加えて《及び必要な薬学的知見に基づく指導》を行わなくてはならなくなりましたわ。また、これに対応して、薬剤師法第25条の2についても見出しが《情報の提供》から《情報の提供及び指導》に改正され《必要な情報を提供し、及び必要な薬学的知見に基づく指導を行わなければならない》に改

---

* 平成26年11月25日より「医薬品、医療機器等の品質、有効性及び安全性の確保等に関する法律」（いわゆる「医薬品医療機器等法」）に題名改正。

正されました。

OTCのネット販売ばかりに目がいってたけど、言われてみれば、薬学的知見とは意味深な言葉だね。昔々、十数年前かなあ、十文字革命の話が朝日新聞に載ったことがあるんだよ。あなたが嫁に来るずーっと前だね。そのとき、世田谷からどこかの社長婦人という方がわざわざタクシーでやってきてね、薬の副作用の話を聴きたいというんだ。

社長婦人 この薬、長い間のんでまして、体の具合はよろしいのですが、なにせ、夜中になると足がつるんです。かかりつけの医師は『この薬のせいではない』と言うんですが、私はこの薬だとにらんでるのよ。で、どうでしょうか？

薬は何だったんですか？

いわずと知れたジルチアゼムさ。ジルチアゼム塩酸塩の添付文書には《こむらがえり》としっかり書いてあるからね。

で、どうなさったんですか、その方は？

『帰ったら、文句を言いに行く』と言うから、『やめたほうがいいですよ、狭心症でのんでる薬だし、かかりつけ医とけんかしてもしょうがないから。それよりもその医師に相談して、例えば芍薬甘草湯という顆粒の漢方薬があるから、それをもらって夜寝る前にのめば大丈夫だと思いますよ』と言ってお帰り願った。

その後、どうなさったんでしょう？その方。

1ヵ月後くらいに、お礼状とお菓子が送られてきて、『けんかしないでうまくやってます。漢方薬も効いてます』と書いてあった。

この事例の《こむらがえり》があるという副作用情報は、《必要な情報提供》の部類だろうが、芍薬甘草湯を勧めたことは、《必要な薬学的知見に基づく指導》になりうるかな、それとも少しはみ出したかな（笑）

いずれにしても、両方ともに《必要な》という言葉がついているのも考えなければいけませんね。

いいところに気がついたね。必要か不必要かは現場で薬剤師が責任をもって決めることだね。

薬剤師の責任も重いってことですね！

ついでに、もう一つ思い出した。やはり、十文字革命の話が新聞に載った後だがね、『自分は長い間肝臓が悪くて、ウルソデオキシコール酸と小柴胡湯（顆粒）をのんできたが、最近になって間質性肺炎だとわかった。自分としてはのんでいる薬と間質性肺炎に因果関係があるかどうかを知りたい。しかし、関係があるにしても長年かかっている医師を訴訟するつもりもなく、肝臓も大分悪化しているので真実を知ったうえで死にたい』という手紙をもらったんだ。

どう対応されたんですか？

因果関係は小生には証明できない。でも、両薬剤の添付文書にはその副作用の項に間質性肺炎の記載があるので、添付文書を入れて返信したよ。

その後、どうなりましたか？

返信はないままだったな…正確な情報だったにせよ、必要な情報だったかどうかわからない。ここでは必要かどうかは、患者さんが判断することだが、薬剤師としてはその場で判断し、責任をもって決断するしかないね。

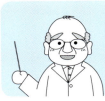
時の流れは速い。薬歴考案から40年余が過ぎ、十文字革命実践から10年余が経った。
聞こえてくる分業バッシングの中で、さまざまな想いを抱きながら今日も薬局店頭にいる。

第2話

十文字とADL

老先生が考える《薬学的知見》とは、どんなことですか？

まず例を挙げて説明しよう。今年の初めに旧知の患者さんが亡くなった。80歳だった。死因は石綿肺。この方は若いころから建築に携わっていて腕のいい大工さんだったが、ある時から内装専門の仕事をしていた。そこでよく扱ったのが石綿（アスベスト）だったという。実はこの方は時折、喘息様の症状も起こしていた。
65歳ころから血圧も高くなり、排尿障害もあって普段は次の処方が出ていた。

```
Rp.
  量眠喝味消      タムスロシン塩酸塩OD錠0.2mg      1錠
  秘疹喝味消      ランソプラゾールOD錠30mg        1錠
  量光疹味消      フロセミド錠40mg               1錠
  量悸喝乳消      スピロノラクトン錠50mg          1錠
  量血痒疹消      アスピリン腸溶錠100mg           1錠
      1日1回　朝食後
  量眠頭振消      イトプリド塩酸塩錠50mg          3錠
      1日3回　毎食前
  下軟膨嘔食      パンテチン錠100mg              3錠
      1日3回　毎食後
```

◆青字の5文字（半角十文字）が「十文字革命」と呼ぶ副作用の表示法なのだが、これについては後ほどくわしく説明する。

この服用薬剤に対して、眩暈(服用している薬剤の5種に眩暈がある)や眠気があることから、日ごろから転倒に気をつけるようにすることと、けがをして出血すると止血しにくいアスピリンが入っているので、けがには十分に用心するようにと服薬指導をしていた。

ところが、ある朝、この方の奥さんが薬局に飛び込んできて、『主人の頭がおかしくなったみたい!昨夜、押入れを開けておしっこをしたの!』というのだ。

聴けば、昨日、自転車に乗っていて転んだらしい。けがや出血はなかったが、帰ってきてからボーッとしていたそうだ。

自転車から落ちた時、後頭部を打ちつけたらしいというので、早速その旨をかかりつけ医に報告して車で連れて行った。状況を聴いて患者を診察した医師は、すぐさま救急車を呼んだ。大学病院へ運ばれた患者は頭部のMRIにより脳出血と判明、すぐに開頭手術をして一命をとりとめた。

◆回復した患者さんとの後日談がある。

あれほどめまい、転倒に注意するよう言っておいたのに、どうして自転車に乗って出かけたんですか?

患者さん　体調は良かったし、転倒は歩いている時と思っていました。

で、自転車で転倒した時、後頭部を打ったという自覚はありました?

患者さん　後頭部を打ったという自覚はありませんでした。それに、けがや出血もしていなかったし。

老先生のせっかくの薬学的知見による指導も、患者さんにはあまり役に立たなかった?

そうなんだね。残念ながら、その患者さんの予見的行動に対して適切な指導にはなっていなかった。でも、言い訳がましいが、患者さんは『普段から散歩中は転倒に気をつけていたし、けがはしないようにしていた』と言っていた…いや、反省、反省ですな！

車の運転、自転車に乗る、高所で作業する、散歩をする…日常行動と薬学的知見による指導…難しい課題ですが、やる気がでますわ。それに、血が止まりにくいという表現も、内出血となると伝え方が難しいですね！

『自転車に乗るな！』も一つの方法だが、ヘルメットをかぶって自転車に乗ったらという提案もあるね。小生は76歳になったが、ちょうど70歳の時に車の免許の書き換えがあったので、そのまま免許更新を止めてしまった。自損事故も怖いが他人様に傷でも負わせたとなると、孫子の代まで迷惑をかけると思ってな。

十文字はどんな基準で選んでいるんですか？

一応、ADL（Activities of Daily Living：日常生活動作）を基準としている。
いわば、《食う・出す・寝る》と《移動と入浴》だね。まあ、ADLに影響が出そうな副作用を選ぶが、時には重大な副作用や禁忌病名も入ることもある。特に決まりはないので、必要と思えば工夫して取り込んだらいい。

ADLやIADL（Instrumental Activity of Daily Living：手段的日常生活動作）などというと、難しく感じますけど、《くうだすねる》だとわかりやすいですわ。

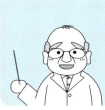
小生自身も《くうだすねる》に加えて IADL（買い物、掃除、洗濯、金銭管理、服薬管理、趣味…）となると、おぼつかないものがある。自分の薬なども 1 包化してのんでいる。十文字による服薬指導もリスクマネジメントとして、これらの一助になればと思ってやっている。

第3話

十文字とQOL

 ところで老先生は、なんで十文字革命をやられたんですか？

 日本薬剤師会の会長を退任して、久しぶりにアスカ薬局へ戻ってきたが、アスカ薬局の薬歴がなんとなく物足らないんだね。いろいろなことが書いてあるが核心がぼやけてる。以前から考えていたんだが、薬歴の目的は患者さんの服用薬のリスクマネジメントだと思っていた。

 医薬分業そのものがリスクマネジメント・システムですね。

 そのとおり。処方箋の二重チェック、毒殺防止など、古来いろいろなことがいわれているが、院内投与だと薬に関しては医師一人の責任、医薬分業だと医師と薬剤師の責任になる。医薬分業のお触れを出したフリードリッヒ二世は、その法律の中で『責任』を"responsibilities"と複数形にしている。薬を出す方の責任が二倍になれば安全性は数倍になる。

 十文字のきっかけは？

近所に美人のおばあちゃんがいてね。ある日うちの薬局にやってきて、『先生、大変よ、口紅がのらないの！』と言うんだ。

 唇に口紅がつきにくい？

 そうなんだ。『口紅がのらないと外へ出られない』と言うんだよ。なにしろ若い頃から美人のほまれが高いから、化粧をしないと外出できない。

 ADL というより QOL（Quality of Life：生活の質）の問題かしら？

 ピーンときてね、のんでいる薬を全部調べてみた。つまり口渇についてね。

 薬は何でした？

 今から十数年前のことで、この方は内科と整形外科にかかっていた。ところが、内科の薬は処方箋でアスカ薬局へきていたが、整形外科の薬は院内投与だったんだ。
内科からは、ファモチジン錠、フラボキサート錠、スルピリド錠、トコフェロールニコチン酸エステルカプセル、パンテチン錠、AM散の6種類。整形外科からはアルファカルシドール錠、ジクロフェナク錠、メコバラミン錠、プラウノトールカプセル*、フルスルチアミン塩酸塩錠の5種類で、計11種類が処方されていた。

 院内投与の分は持ってきてもらったんですか？

---

* 現在は発売中止。

そう、家が近かったのですぐに持ってきてくれた。

お薬手帳はなかったんですか？

持っていた。ただ、内科の分は書いてあるんだが整形外科の院内投与分は書かれていなかった。

整形外科の先生はお薬手帳を見て処方をしているんですか？

キチンとした方だから、整形外科の先生にはお薬手帳を見せているんだ。

結果はどうでした？

十文字がない時だから、11薬剤のすべてから口渇の記載を調べたのさ、ファモチジン錠、フラボキサート錠、スルピリド錠、ジクロフェナク錠の4種類に《口渇》が見つかった。

どう処置されたんですか？

整形外科から出ているジクロフェナク錠は2週間くらい前にバスの中で転んで、軽い捻挫を起こしてのんでいたもので、痛みはほとんどないというので、患者さんから処方医に相談してもらうことにした。内科の先生は小生のかかりつけ医でもあるので、すぐに電話をしたところ、『とりあえずファモチジン錠とスルピリド錠は中止してみよう、フラボキサート錠だけは続けるように』という指示が出た。

疑義照会になるんですか？

 法的には《処方箋を調剤する時に疑義のある場合》なのだろうが、何のための医薬分業かとなれば、患者のリスクマネジメントだから、当たり前の処置だろうね。

 整形外科の先生はどうでした？

 翌日、診察してもらった結果、『足首もかなり良くなっているのでジクロフェナク錠は止めても大丈夫』という指示が出た。

 それは、いいタイミングでしたね、で、結果は？

 5日後くらいだったかな、そのおばあちゃんがにこにこしながらやってきた。その唇には鮮やかに口紅が輝いていたというわけさ。

 それが十文字革命のきっかけなんですか？

 そうなんだ、口紅の"のり"一つでこれほど喜んでもらえるのかという感動と、11種類の薬剤の中から『口渇』を探すのに2時間もかかってはたまらないなあ！ということから、これはなんとかしなければと思うようになったんだ。

 電子薬歴に十文字を入れたきっかけは何ですか？

 当時、薬歴カードには処方歴も打ち出していたんだが、アスカ薬局の電子薬歴は調剤日の下の空間が半角十文字分だけ白紙になっている。そこでひらめいた。そうだ！この部分へ副作用の頭文字

第3話 十文字とQOL

を入れれば、処方を印刷した時に一緒に打ち出せるとね。

 なるほど、なるほど、いいアイデアですね。

 そこで、電子薬歴メーカーの担当者に相談したら、機械のことはわからないから専門家を呼んでくるということになった。

 専門家というのは、ソフトを作る技術者の方ですか？

 随分と話が難しくなったと思った。思いつきは良かったが実行は大変だろうな、お金もかかるんだろうな…と心配した。

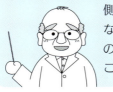その、美人のおばあちゃんは今でも健在である。もう90歳に近いが、相変わらず口紅をさして、シャンとしてわが薬局にやって来る。もう50年の付き合いである。薬局に来ると店内にある長椅子に座り、小生には「右側に座れ」という。左の耳は聞こえにくいのだ。老人になるとそうなるのだと教えてくれた。以来、小生は高齢の方と話す時、どちらの耳が良いのかを聞いたうえで聞こえる側に座って話すようになった。

第4話

ニュートンの法則

電子薬歴の技術者さんに会ったんですか？

そうなんだ。そこで恐る恐る十文字の件を切り出してね『難しいと思うけど処方欄のところの日時の下に、半角十文字の空間があるけど、ここに副作用の頭文字、ローマ字も漢字も入るような仕掛けはできませんか？』と相談したんだよ。

なんと言われたんですか？

ほとんど考える間もなく、その技術者君から返事があった。

| 技術者 | そんなこと簡単ですよ、すぐできますよ！

これには、唖然としたよ！そこで思わず言ってしまった。

医薬分業が始まって二十数年、電子薬歴が本格化してかれこれ10年におよぶが、なんで今までこういうこと(十文字)が実現しなかったんでしょうか？

技術者　今まで誰からもそんな要望がありませんでしたから！

◆それから、3ヵ月あまりして、相談にのってくれたメーカーの担当者が意気揚々とやってきた。
　できたての薬歴には、自由文という半角十文字が打ち込める欄ができていて、そこに打ち込めばすぐに薬剤名の頭に半角十文字（全角5文字）が印刷されて出てくる仕組みになっていた（「第2話　十文字とADL」を参照）。

ところで、なんで今回のタイトルが《ニュートンの法則》なんですか？

よく聞いてくれたね。ニュートン先生に『リンゴが落ちただけで先生はどうして万有引力を発見したんですか？』と質問した人がいるんだ。その答えがふるってる。『そのことを寝ても覚めても考えていたからだよ！』

何かの発見者は、ぜんぜん関係のないところから思いつく、霊感みたいなものですね。

小さいことでも結構こういうことはあるんだね。だからこの現象を小生はひそかに《ニュートンの法則》と呼んでいる（笑）

革命がついているのは、どうしてですか？

このことが小生にとっては革命的なアイデアだったからじゃ。まず、検索の時間が短縮された。おまけに副作用が処方内容の一覧で見られる。さらに瞬時に打ち変えられる。漢字5文字なら30

秒もにらんでいれば意味は理解できる。そのことによって、患者さんに質問や指導ができる。それに患者さんとの話も要点がはっきりしているので、短時間で効率的な会話になる。

十文字がなかった時とくらべると革命的？

やってみればよくわかるけど、薬学的知見による指導にぴったりだね。

リスクマネジメントには良いと思いますが、薬学的知見にはもっといろいろあるのでは？

核心的質問だね。薬局薬剤師が処方箋調剤業務に関わる時の薬学的知見というと、どんなことがある？

添付文書の順番でいけば、禁忌、効能・効果、用法・用量、慎重投与、相互作用、副作用、高齢者、妊婦・産婦・授乳婦などをチェックし、薬歴からはアレルギーや職業に関わる薬剤の危険性、副作用歴、他剤併用・残薬の有無などをチェックして適切な処置をとること…でしょうか？

さすがだね。そのうえ、調剤を含めて10分以内くらいでこなさなくてはならない。薬局薬剤師の業務も大変ですな。

それに、他の薬剤師が調剤した薬剤のチェックも重要な業務ですわ。

表面からだけ見れば、白衣を着た薬剤師さんが調剤室でスイスイ泳いでいるようだけど、白鳥の水面下の水かきと同じだね（笑）。その中で、疑問が生じれば処方医への《疑義照会》となるが、薬子ちゃんが示してくれた薬学的知見のほとんどは、医師との問題になるね。つまり《疑義照会》は、しなくてはならない事項であり、結果として安全で正しく調剤された薬剤が患者さんへ手渡さ

れればいい。

安全で正しく調剤された薬剤を、正しい服薬指導をしてお渡しするのが私たちの役割ですね。

ところが、問題になるのは《必要な薬学的知見に基づく指導》なんだね。

今まで言われてきた《服薬指導》よりも範囲が広い？

どうもそのようだね。

何が求められているんでしょう？

この問題は、薬局薬剤師が今までやってきたことに加えて、より患者や医師や医療経済に貢献できるよう頑張りたまえという応援歌でもある！（笑）

十文字革命との関係は？

十文字革命を実践すると、患者さんごとに、より適正な副作用への対策を提供することができる《眠くなる、めまいがする、味が変わる、動悸がする、幻覚が起こる、突発的睡眠が起こる、眼圧が上がる、尿酸値やクレアチニン値が上がる…など》。枚挙にいとまはないが、これらの副作用が出る可能性を上手に伝えて、それぞれの患者さんの ADL・IADL・QOL を少しでも良い状態に保つことに貢献できる可能性はきわめて高い。

難しいけど、面白そうですね！

小生の知友に《木村 繁》なる人物がいた。医薬分業が黎明期の頃、「俺の薬局は暇だから二階で昼寝をしていることが多い。そこで考えたんだが《医者からもらった薬がわかる本》というものを出版したい。医薬分業は"disclosure"（開示）といわれているから、きっと役に立つ」と言って彼は実行した。当時、日薬の役員だった小生は、口では反対したものの、心底では拍手喝采だった。たしかにあの本は時代を切り拓いた。その勇気は賞賛されるべきだ。

第5話

象形文字と十文字

老先生は、どうして副作用の一字を取り出そうと考えたんですか？

小生は、こう見えてもかの有名な白川 静先生（漢文学者・古代漢字学で著名な東洋学者）の隠れファンでな。

白川 静先生というと、あの漢字の先生？

そうじゃ。漢字の発生は象形文字なんだな。だからアルファベットと違って、ほとんどの漢字は見るだけでその意味がわかるんじゃ。

副作用もですか？

副作用は特にわかりやすい。例を挙げてみよう（第1表参照）。

第1表

	副作用	3兆候
光	光線過敏症	● 日光が当たった場所が赤くなる ● ヒリヒリしたり、痛みが生じたりする ● しみになったり、赤くなる
血	出血傾向	● 歯ぐきや鼻から出血しやすい ● 内出血、青あざができやすく、治りにくい ● 充血がある
歯	歯肉肥厚	● 歯茎が腫れて痛む ● 入れ歯が入りにくい、入らなくなる ● 歯と歯の間の歯肉の三角地帯が丸く膨らみ出す
消	胃潰瘍 悪心・嘔気 膨満感・腹痛	● お腹がキリキリ、シクシク痛む ● 気持ち悪い、吐気がする ● お腹が張ったり、痛んだりする
暈	眩暈	● ふらついたり、眩暈を感じる ● 頭の中でぐるぐると回っているような感じがする ● ふわふわと浮いているような感じがする
眠	眠気	● 一日中、眠気を感じる ● 翌朝まで眠気が持ち越し、ボーッとする ● 運転中などに眠気を感じる
渇	口渇	● 口が渇いたり、喉が渇く ● 唇が荒れたり、皮がむける ● 口紅が塗りにくくなる
浮	浮腫	● 顔や下肢がむくむ ● 尿量が減る ● 体重が増える
疹	発疹・発赤 スティーブンス・ ジョンソン症候群	● 皮膚や粘膜に赤み・発疹ができる ● 皮膚のカスがぼろぼろ落ちる ● 皮膚や全身に発熱・ほてりが出る
咳	空咳・咳込み	● カラカラとした痰のからまない咳が出る ● 喉に違和感があり、何かつかえたような感じがする ● 胸苦しさ、息苦しさのない乾いた咳が出る
脈	頻脈・徐脈 不整脈 脈拍変化	● 脈拍が速くなったり、遅くなったり、乱れたりする ● ドキドキ、胸苦しさを感じる ● 脈拍が変化したり、跳んだりする

第5話　象形文字と十文字

どうじゃ、この例にあるように、ほとんどの漢字は一字でその内容を推察できるじゃろう！

そのとおりですわ！で、推察できないものもある？

副作用には専門用語や普段は見慣れない用語も使われているので、わかりにくいものもあるが、その中でもよく見かける用語はそう多くはないな。

どんな用語ですか？

小生が十文字に取り出しているのは大体こんなところじゃのう（第2表参照）。

第2表

	副作用	3兆候
Sm	悪性症候群 Syndrome malin	● 急な高熱 ● 筋肉のこわばり ● 無表情で無言（無動緘黙）
Sj	スティーブンス・ ジョンソン症候群 ライエル症候群	● 粘膜や皮膚に紅斑ができる ● 発熱 ● 関節が痛い
SS Sセ	セロトニン症候群	● そわそわして落ち着かない ● 筋肉がびくっとする ● 過剰に汗をかく
間	間質性肺炎 PIE症候群	● から咳 ● 発熱 ● 坂や階段の昇降時に息苦しい
L LL	肝障害 劇症肝炎	● アレルギー症状（発熱，発疹など） ● 次第に強くなる全身倦怠感 ● 皮膚や白目が黄色くなる
偽	偽膜性大腸炎	● 水様性の下痢が頻繁に出る ● おなかが張って痛い ● 発熱
紅	紅皮症 （剝脱性皮膚炎）	● 全身の皮膚が赤くなる ● 皮膚のカスがぼろぼろ落ちる ● 発熱
板	血小板減少症 再生不良性貧血 汎血球減少症	● 歯ぐきや鼻から出血しやすい ● 手足に赤い点や紫斑ができる ● 発熱や寒気がある
横	横紋筋融解症	● 手足に力が入らない ● 筋肉が痛んだりこわばったりする ● 尿の色が赤褐色になる
ミオ	ミオパシー	● 手足がしびれる ● 低い椅子から立てなくなる ● 転びやすくなる
アル K↓	偽アルドステロン症 低カリウム血症	● 手足に力が入らない ● むくみがある ● 体がだるい
錐	錐体外路症状 パーキンソン様症状	● 振戦 ● 表情が硬くなる ● 最初の一歩が出にくい（絨毯につまずく）
浮	血管浮腫	● 首から上が腫れる ● 話しづらい ● 呼吸が苦しい
シ	ショック	● 呼吸困難 ● 皮膚が痒い ● しびれがある（唇・舌・手足）
幻	幻覚	● 虫が這っていないのに「這っている」と言う ● 亡くなった人と話をする ● 茶碗の中に虫が這っている

今、老先生がのんでいるのはどんな薬ですか？

"disclosure"させるのかな？

どんな副作用があるのかなぁと思って…薬剤師としての知的な興味ですわ。

個人情報じゃが本人が開示するのだから…ま、かまわんか。

眠量痺渇倦	フェブキソスタット錠20mg	1T	朝食後
量立脈浮尿	ニフェジピンCR錠40mg	1T	朝食後
眠量徐冷痺	ビソプロロールフマル酸塩錠2.5mg	1T	朝食後
悸脈怠不眠	レボチロキシンナトリウム水和物錠25μg	1T	朝食後
血肝抗甲疹	ワルファリンカリウム錠1mg	3T	夕食後
眠横立徐尿	イルベサルタン錠100mg	1T	夕食後
量幻夢遊忘	ゾピクロン錠10mg	1T	就寝前

新しい漢字も入っているが見当はつくじゃろう。ただし、《不眠》・《夢遊》は2字もんだがね。

この中で、体験的な副作用と気をつけていることは何ですか？

軽くめまいがするので、階段を降りるときは必ず手すりにつかまる。足に浮腫がくるので、普段は圧迫靴下をはいている。足先に冷感があるので、夏でも《あんか》を使うことがある。けがや出血、内出血には用心している…他には、ぼけたのか、一時的健忘症なのかわからないが、物忘れするのでメモをとったりして注意しているが、これはあまり効果がないな（笑）

第1表と第2表の決定的な違いはなんですか？

なかなか鋭い質問じゃな。第1表の副作用は漢字からそのまま推察できるが、第2表はそうはいかない副作用じゃ。3兆候はその説明じゃ。
第2表はわかりにくいので、3兆候を覚えておくか、《表》にして目のつくところへ置いておくと便利じゃよ。
患者さんへの質問にも使える。副作用名を言わんでも兆候を聴いて推察することができる。

副作用と思える答えが返ってきたらどうするんですか？

まず、二通りある。一つは患者さんから処方医に相談してもらう。もう一つは、緊急な症状だったら、処方医へ薬剤師が電話をかける。ただし、これは相当にラポール（意思疎通）がとれている医師でないと電話はかけにくいな。だから、多くは患者さん自身が医師に電話をするか、緊急でなければ、次回の受診時に相談することになるな。

難しいところですね。

難しいが、やり甲斐もあるところじゃ！

とは言っても、横紋筋融解症や間質性肺炎などは、副作用を疑うのさえ難しい。小生はなんとなく「横紋筋融解症のおそれが…」などと口走ってしまって、患者さんが医師に相談した時、「薬剤師から言われた」と言ったものだから、その医師から電話で怒られたことがある。
　しかも同じようなことが2回ほどあった。1回目は「患者が薬を服用しなくなる！」というものだったが、2回目は「当院では、そういう症例は一度も出ていないので、言うのは控えてくれ！」というものだった。「もし横紋筋融解症だったら責任はどちらに！」と言いかけたが、水掛け論だと思ってやめてしまった。うっかり口走った小生も悪いが、悩ましい問題でもある。勇気をもってより良い解決策をさぐることとしよう。

　ああ、小生の病歴を言うのを忘れた。2年前（平成24年）に前立腺がんが見つかり、ダ・ヴィンチ*で前立腺全摘の手術を受けた。以後経過は良好でPSA（前立腺特異抗原）は全く検出されていない（手術時のPSAは4.2だった）。
また、昨年（平成25年）11月、長年悩んでいた不整脈でカテーテルアブレーションを受けた。以後経過は良好だったが、最近になって、不整脈が少し出てきた。2回目のオペが必要かもしれない（平成27年2月に2回目のアブレーションを受けた。結果は今のところ良好である）。高血圧は40代からある。最近、腎臓が気になっている（クレアチニンが高め）。服用している薬剤の副作用にも数種にクレアチニンが高くなるものがあり、減塩食を摂りながら経過を観察中である（この講座、何回までもつかなあ！（笑））

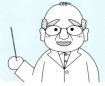

---

*ダ・ヴィンチ：手術支援ロボットの名称（「第19話 "福"作用」を参照）。

第6話

人類進化論と舌根沈下論

老先生の記憶に残る副作用は、どんなことですか？

うーむ、《記録に残る副作用》ではなくて、《記憶に残る副作用》じゃな！と言っても、記憶に残るまで昔の話ではなくて、つい最近のことだが、プロポフォールの副作用があるな、ほら、某医科大学附属病院で子供は原則禁忌なのに使ってしまった事件じゃよ。あの時、治療途中で薬剤師がやってきて、CPUの担当医に『薬用量が多すぎる！』と指摘したということがTVで放送されているのを見て、『ほう、やるもんじゃ！』と、我が意を得たりじゃった。

私の先輩かしら、その病院に勤めているんですよ。

ところでそのプロポフォール、どこかで聞いたことがあると思ったが、かのマイケル・ジャクソン氏が使っていて亡くなった件を思い出したよ。しかし、それが問題ではなくて、子供が亡くなったのはプロポフォールの副作用の一つである《横紋筋融解症》が原因で、その初期兆候を見逃したのも医師のミスだと報道されていた…

たしか、生後間もないお子さんだったから、本人は何も訴えられなかったんでしょうね。

うん、責任問題もさることながら、横紋筋融解症などという副作用用語がTVで簡単に使われていたことにも驚きじゃったな。ついでだが、プロポフォールの副作用を調べてみると、他にも興味をひくものがあったな。

それは何ですか？

《舌根沈下》という副作用じゃ。

たしか、SAS（睡眠時無呼吸症候群）の原因になるという？

そのとおり、副作用に使われる用語はときどき難解なものがある。象形文字の組み合わせとはいえ、普段使われる言葉ではないのう。

そういえば、《無動緘黙（むどうかんもく）》などという四文字熟語をどこかで見た覚えがありますわ。

小生の友人がいびきをかくんじゃが、その原因が孫によって発見されたのじゃ。

お孫さんが発見者？

ある日、友人が昼寝をしていた時に、孫がやってきて『おじいちゃんのいびきはときどき音がしなくなる。その時は息をしてないみたい』と言ったんじゃな。

まさに、無呼吸症候群ですね！

 それで耳鼻科で検査をしてもらったところ、無呼吸症候群だと判明したんじゃ。

 どんな治療をしたんですか？

 C-PAP（持続的陽圧呼吸法）という空気を送り込む装置がついたマスクをつけて寝るだけじゃが、それですっかり良くなった。実は昼寝をしていたのも、睡眠中に酸素不足になり、昼間に疲れが出て眠くなるせいじゃった。

 それで、原因は何だったんですか？

 どうも《舌根沈下》らしいというのだ！

 もしかして、マイケル・ジャクソンさんも舌根沈下で無呼吸に？

 プロポフォール中毒による横紋筋融解症か、はたまた無呼吸症候群なのか、いずれにせよ、薬の副作用による死亡じゃのう。《舌根沈下》の原因じゃが、薬の副作用は別として、人間が進化した結果、柔らかいものを食するようになり、次第に顎が小さくなるとともに、喋ることが多くなって舌が大きくなったため、その結果、舌根が顎に収まりきれなくなって気道をふさいでしまうからというんじゃな。

 老先生のご友人は老先生より進化しているんですね！（笑）

今年(平成26年)102歳になられる、わが敬愛する日野原重明先生が監修された《うつぶせ寝健康法》という本によると、脊椎動物であおむけに寝るのは人間だけだそうじゃ。時には、おバカな猫もあおむけに寝ているが、あおむけ寝は脊椎に内臓の重みがかかるのと、そこを通っている血管を圧迫し、おまけに、舌根沈下を進めてしまうんだそうじゃ。

うつぶせ寝では、赤ちゃんが窒息した例があるのでは？

《うつぶせ寝健康法》によると、『その説はまだ証明されていない。どんな小さな子でも息が苦しければ横を向く』とも書いてあったかな。その辺の記憶は定かではないが…小生も試してみたが、息ができるように自然に横を向いているが、ぐっすり眠るまでは我慢ができず、横向きなったり、あおむけになったり、結局ゴロゴロ寝になったな。

花粉症の方にはお勧めかも？

鼻水も痰も自然に流れ出るので窒息が防げるっちゅうわけかな。

ところで老先生も昨年、無呼吸症候群の検査を受けられましたわね。

うん、昼間眠くなるのが気になってな。T医科大学病院で一泊検査というのを受けてみた。以前、小生の友人が携帯用の検査器具をつけて一晩寝てからその記録を解析してもらったそうじゃが、小生は睡眠時無呼吸症候群・一泊検査というのがあると聞いて行ってみたんじゃよ。

結果はどうでした？

検査室が付いている病室で一晩寝たんじゃが、隣の検査室では検査技師が寝ずに機械とにらめっこしとった。結果は、『少し無呼吸があるが、誰でもこのくらいはあるので治療の必要はない。気になったら、横向きに寝てください』と言われたな。

いびきはかかれるんですか？

それは小生にはわからない、亡くなった小生の女房が、『時にすごいいびきをかく』と言っていたがの。

今でもときどきお店で、コックリコックリやっていますよ！

歳のせいじゃよ！しかし、コックリは気持ちがいいのう！（笑）
そうじゃ、その時の記念写真があるので公開するとしよう、本邦初公開じゃ！
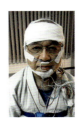

無呼吸症候群でバスの運転手さんが事故を起こした。電車の運転手さんも運転中に寝てしまって電車が駅に止まらなかったという話もあった。たしかに、批判されても仕方がない話だが、本人は無呼吸症候群だと気づいていないのだ。
店で話をしていると、「無性に昼間眠くなる」という方がときどきいる。いろいろ聴いてみると、無呼吸症候群と疑われる場合がある。そんな時小生は、人類進化論と舌根沈下論をとりまぜて話しながら、一度、耳鼻科へ相談するように勧めている。C-PAP（マスク）の利用料は、月5,000円前後（健康保険適応で3割負担の場合）である（無呼吸症候群の根治療法には、外科的治療法もある）。
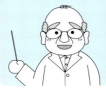

第7話

突発的睡眠と幻覚

 前回の続きですが、特に記憶に残っている副作用は何ですか？

 まずは突発的睡眠じゃな！

 プラミペキソール塩酸塩水和物の警告にある？

 そうじゃよ、《警告》という欄ができたことにも驚いたが、突発的睡眠という言葉にも驚いたよ、今度は五文字熟語じゃが、警告欄にはどう書いてあるかの？

 ちょっと待ってください。読んでみますわ。『前兆のない突発的睡眠及び傾眠等がみられることがあり、また突発的睡眠等により自動車事故を起こした例が報告されているので、患者に本剤の突発的睡眠及び傾眠等についてよく説明し、本剤服用中には、自動車の運転、機械の操作、高所作業等危険を伴う作業に従事させないよう注意すること』となっていますわ。

それでは、そもそも突発的睡眠についてどう患者さんに説明できるかの？

 突発的に眠くなることがありますから…

 少し説明に苦しむじゃろ。

 体験がありませんからね。老先生は体験があるんですか？

 自分では体験がないので困っていたところ、これをまともに体験したパーキンソン病の患者さんからくわしく教わったんじゃ。

 どんなことですか？

 まず一つ目の話、この患者さんはパーキンソン病が発症してから足が弱ってくるという自覚があって、毎朝散歩をするようになった。プラミペキソールを1日量で1.5mg（1日3回・毎食後）で服用中のことじゃった。腕も鍛えようと公園にある鉄棒にぶら下がって懸垂をしていたら、3回目で落っこちてそのまま寝てしまったのじゃ。気がついたら砂場の中で30分くらい寝ていたというんじゃ。

 それが突発的睡眠ですね？

 二つ目もその患者さんの話じゃ。

 同じ患者さんですね。

そうじゃ。今度はバスに乗っての体験例じゃ。

 バスの中で寝てしまったんですか？

 いやあ、そんなもんじゃない！停留所でバスから降りかけたらステップの2段目で突然睡魔におそわれて寝てしまったというんだな。そこにいたみんなが驚いて救急車を呼ぼうと騒いでいる中で、また突然目が覚めたというんじゃ。本人は『立ちくらみではなくて眠くなって寝た。特に気分は悪くなかった』と言っているんじゃ。

 それが突発的睡眠？

 この話はたしか、メーカーのMR氏にも報告したはずじゃ。

 MRさんから聴くより、患者さんから聴いた方がわかりやすいですね！

 忘れえぬ副作用がもう一つあるんじゃ。

 今度も患者さんから聴いた話ですか？

 まあ、そうだが、今度はメーカーさんの学術さんもからんどる。小生の親父は60歳を超えたところでパーキンソン病を発症したんだが、ずーっとレボドパ製剤をのんでいたんじゃ。

 私はお会いしていませんね。

うむ。14年も病んで亡くなったんだが、その間、レボドパが体の中で少しずつ増えていった。そしてある量を超えた時から突然、幻覚が出たんじゃ。

幻覚ですか！

薬子ちゃんは、幻覚の具体例を聞いたことがある？

幻覚には幻視・幻聴があると聞いてはいますけど…

そのとおりじゃ。幻覚には幻視と幻聴がある。まず幻視じゃが、レボドパによる親父の体験では…といっても、いつも一緒にいたおふくろから聴いた話じゃ…幻視では、這ってない虫が這っているということが多いそうじゃ。これが、ちと厄介な話でな。食事をしている時、ご飯茶碗の中に『虫が這っている』と言って、ご飯を食べなくなるそうじゃ。そこで、薬をのませる時間を計算して、虫が出てくる頃には食事をさせない。虫が出ない時間帯に食事をさせるというんじゃ。

愛情をもって付き添っていないとできないことですね！

さて幻聴の方じゃが、突然に小さな声だが子守唄を歌い出すというんじゃ。

子守唄ですか？

しばらく子守唄を歌った後で、誰かと話をし出すというんじゃ。

《誰か》とは？

 どうも親父の死んだ姉さんらしいというんじゃ。

 亡くなったお姉さんですか。

 親父は四女二男、六人兄弟の末っ子で、長女の姉さんとは15歳も年がはなれておった。そこで親父が赤ん坊の時は、その姉さんがおぶって子守唄を聞かせたらしい。おそらく、レボドパをのむとその姉さんが出てくるのではというんじゃな。

 なんだか、泣きたくなるようなお話ですわ。

 幻聴とは、どうもそんなものらしいのう。
そこで、レボドパのメーカーの学術部に電話して、幻覚の具体例が報告されていたら教えてくれと問うたんじゃ。

 それで、いかがでした？

 幻視は、やはり虫を見ることが多い。幻聴は亡くなった身内というのも多いという返事じゃった。

 幻覚ということが、よくわかりましたわ！

この話には続きがある。その後、パーキンソン病の治療薬が処方された患者さんで、その家族の方が薬を受け取りにきた時に、《幻視・幻聴》の具体例を話すようにした。ある時、パーキンソン病の奥さんの薬を受け取りにきたご主人にこの話をしたら、数日後に来店されて、「あの副作用の話を聴いといて良かったよ！『虫が這っている』と言ったり、いない誰かと話すようになって…でも『ああ、言われた話だなぁ』と思ったから、家族全員、温かく見守っていくことができる。そうでなかったら、気が狂ったかと思って精神病院へ入院させるところだった！」と喜んでくれた。薬剤師冥利につきる話である。

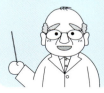

第8話

十文字システムとアポテーカ

最近、危険ドラッグが話題になっていますね？

う〜ん、《横紋筋融解症》、《多臓器不全》、《幻覚》などというコトバがTV画面に次々出てくるもんじゃから驚いておる。TV画面が鮮明になったので、素人では理解できないような熟語も漢字つきで放送されておるんじゃな。

薬剤師が遠慮して患者さんへは使わないようにしている言葉が、どんどん放送されていますわ。

《危険ドラッグ》は流行語大賞に入る*じゃろうな。《横紋筋融解症》や《幻覚》などもノミネートされるかもしれんな。

しかし、そういう副作用のある医療用医薬品（調剤用医薬品）が結構普通に使われていると知ったら、患者さんもビックリでしょうね。

---

* 2014年新語流行語大賞トップテンにランクイン。

今からの時代、そういうことを尋ねられたらきちんと説明をしていくのも薬局薬剤師の役目じゃろ。《不易流行》じゃな。

《不易流行》とは、どういうことですの？

芭蕉が好んで使った言葉じゃが、《その精神・哲学は変えない（不易）が、身にまとう衣は時代によって変わっていく（流行）》ということじゃよ。

難しい四文字熟語ですが、副作用の説明も同じということですね！

なかなか感が鋭くなったのう！

ところで、十文字革命はこれで終わりですか？

終わらせて欲しいかの？

いえいえ、そんなことは…

いやいや、これからじゃよ。十文字革命は、単なる十文字の副作用表記だけのことではない。いわば、十文字システムという革命なんじゃ。

十文字システム…ですか？

今回は、十文字システムの流れだけを示しておこう。

処方箋受付からの流れ

処方箋受付・お薬手帳の受け取り

↓

ジェネリック医薬品への変更希望の有無を確認
残薬の有無の確認
処方内容の変更について、医師からの説明の有無を確認

↓

処方箋監査

↓

お薬手帳の確認

↓

薬剤服用歴の確認

↓

調剤および患者さんの説明に必要なため、処方箋の仮入力

↓

調剤

↓

薬袋の作成

↓

薬剤監査

↓

お薬手帳の発行
お薬手帳への必要な情報提供の記入・十文字の活用

↓

服薬指導・十文字の活用

↓

薬剤師が指導加算など調剤報酬を算定し、領収書を発行
（※以上、必要に応じて、どの場面でも処方医へ疑義照会）

↓

会計（調剤報酬の請求）

↓

薬剤服用歴の作成・記録、十文字の活用
調剤録の作成

↓

処方箋の両面スキャンによる薬剤服用歴・調剤録の保管、保存

↓

調剤済処方箋の保存・管理

老先生は、このシステム全体を実行すると革命が起こると言っているんですか？

そうじゃ、だがこれは簡単に見えるが難しいわな。

言うは易いが行うとなると難しい。

こういう話がある。仏門に入った少年僧がそこの老僧に問うたんじゃ。
『仏教の神髄って何ですか？』
老僧は答えた。『良いことをして、悪いことをしないことじゃ！』と。
少年僧はさらに問うた。『そんなことは三歳の童子でも知っていることではありませんか？』
老僧はさらに答えた。『喝！三歳の童子が知っていても、六十の翁も実行できんのじゃ！』と…まあ、問題は実行する《やる気》じゃな。

《知っていても行わざるは知らぬことと同じ》ですわね。

門前の小僧ではなく、門前の小娘も経を読むか！（笑）

話が、十文字システムに移る前に質問がありますわ。

どうぞ、どうぞ。

老先生は、《薬剤師》と名乗らずに《薬師》と称しているのはなぜですの？

これも手ごわい質問じゃな。

韓国や中国では、《薬剤師》ではなく《薬師》といっていると聞きましたが…

そうじゃ、中国でも韓国でも《薬師》といっているのに、漢字圏である日本だけがなぜ《薬剤師》となったか、そこが問題なんじゃよ。
わが敬愛する丹羽 藤吉郎**元日薬会長が書き残したものがあるんじゃ。少し長くなるが重要なところなので引用してみる。
《〜さて今日、薬剤師として我々が喧々（けんけん）の議を凝らしているが、この薬剤師という呼称の由来から少し話の歩を進めたいと思う。人も知るごとく彼の柴田 承桂***氏は我が薬業界に於る先覚者であり、且つ指導者である関係上、我々は常に折に触れて駿河台鈴木町なる同氏宅を訪問しておったのである。確か明治21年の頃と思うが、或日予に薬品取扱規則の原稿のようなものを見せての話に、内務省衛生局長・長與 専齋氏よりの依頼で、独逸（ドイツ）の薬制を参考として斯ようなものをこしらえた〜》
…聴いておるかな？薬子ちゃん！

大丈夫です。ちゃんと聴いています。

続けよう。重要なところじゃ。
《即ち、独逸のアポテーカを《薬剤師》と訳したわけだがドーダとの話であるから、自分は寧ろ《薬師》と訳した方が適当でなかろうかと思うとの意見を述べた。そうすると其答えに、自分もそうは考えたけれども、何だか、仏様の名前みたいであるから、可笑

** 丹羽 藤吉郎（1856〜1930年）　大正〜昭和初期にかけて日本薬剤師会会長を3回務める。東京大学教授（薬品製造学講座）。
*** 柴田 承桂（1850〜1910年）　内務省衛生局御用掛、医薬分業の制度導入に尽力。東京医学校（現・東京大学）初代製薬学科教授。

しく聞こえはしまいかと言われ、柴田氏はどこまでも薬剤師と称したいようであるが、予はあくまでも《薬師》といいたい。現在のところ名前はどうあろうと、例え与太か権助であろうともそれは構わない。只将来、有為有能有力な人が出てくればなんとでも取り返しはつくとしても、自分の考えは医師に対して薬師と称したいと思うので、このことを主張してみたが、とうとう薬剤師ということに極められてしまった》と言っておられるのじゃ。

明治21年…1888年のことですか！

薬剤師の呼称ができて、126年も経つのか。小生が日薬会長の時も《薬師》と改称できなかった。しかるが故にその罪滅ぼしのために、今、《薬師》と自称しとるんじゃよ。

小生の薬剤師登録番号は86590番だが、薬子さんは40万台、一昨年（平成24年）、当薬局へ入った薬剤師さんは45万台だ。小生の世代以上の薬剤師の半分が亡くなったと仮定しても、おおよそ40万人くらいの薬剤師が今の日本では生存していると推定される。もはや、《薬師》への改称は事実上不可能であろう。藤吉郎先生、ゴメンナサイ！

第9話

十文字と薬効別分類

うちの薬局で使っている電子薬歴システムの中にある局内名称欄の利用法について教えてください。

この利用法は幅が広い。アスカ薬局の利用法を、薬子さんが公開してみてはどうじゃ！今回は小生が質問役にまわろう！

それでは処方の例を示しましょう。なお、この処方にはあえて、添付文書に《薬物代謝酵素CYPで代謝される》記載のある医薬品を選んでいます。

```
Rp.
アリセプト錠 5mg              1錠
    1回1錠（1日1錠）  分1  朝食後    14日分
プラビックス錠 75mg            1錠
    1回1錠（1日1錠）  分1  朝食後    14日分
リピトール錠 5mg               1錠
    1回1錠（1日1錠）  分1  朝食後    14日分
タケプロン OD錠 15mg           1錠
    1回1錠（1日1錠）  分1  朝食後    14日分
メインテート錠 2.5mg           1錠
    1回1錠（1日1錠）  分1  夕食後    14日分
デパス錠 0.5mg                 1錠
    1回1錠（1日1錠）  分1  就寝前    14日分
```

以上の処方を、アスカ薬局の十文字システムで薬歴へ打ち出すと、次のようになります。

```
Rp.
眠脈悸呼消    119B04 C   アリセプト錠 5mg      3A4 2D6        1錠
血量疹消光    396B20 特  プラビックス錠 75mg   3A4 1A2 2C19   1錠
横口秘光GF    218B18     リピトール錠 5mg      3A4            1錠
渇秘味消疹    232B17     タケプロン OD錠 15    3A4 2C19       1錠
                        1日1回  朝食後        14日分
暈脈浮呼倦    212B10 特  メインテート錠 2.5mg  3A4 2D6        1錠
                        1日1回  夕食後        14日分
眠緑呼渇倦    112B02     デパス錠 0.5mg        3A4 2C9        1錠
                        1日1回  就寝前        14日分
```

結構、ややこしいのう。細かいことは小生にはよくわからんが、まずは十文字以外の数字やアルファベットを使った《CYP》は、電子薬歴のどこに打ち込んであるんじゃ？

アスカ薬局の電子薬歴では《局内用名称欄》ですわ。レセコンの中にある《局内用名称》はレセプトには反映されないので、薬局内で使いやすいように名称を変更したり、記号をつけたりすることができる部分になっています。アスカ薬局では、薬効分類番号や在庫場所、ハイリスク薬の目印（アスカ薬局では「特」という文字で区別）などをつけて、毎日の業務が進行しやすいように《局内用名称欄》を活用しています。だから、局内用名称はレセプトには関係なく、薬歴だけに打ち出せるんですよ。

それも十文字と同様に自分で自由に打ち込めるのかの？

半角40字ですから全角だと20字が打てますが、混ぜこぜで使っています。

アリセプト錠の頭についている《119B04》は、何を表しておるのじゃ？

これは、2つのものが組み合わさっています。《119》は薬価基準コードの先頭の3文字で、次の《B04》は、調剤室内にある100錠以上の箱がストックされているボックスや棚番号を表しています。

つまり《119》はその他の中枢神経系用薬を意味します。アスカ薬局では約2,000品目余の在庫アイテムを持っていて、常用1,000品目余は分割して引き出しに入れてあり、その順番が《薬効分類》の番号順に並んでいます。そして、薬効別の引き出しとその中がアイウエオ順に並んでいます。

その《薬効分類番号》というのは、どこに載っているんじゃ？

総体的には、薬価基準に載っています。例えば、「社会保険薬価基準」（薬事日報社）の前付部分にも載っています。個別には、添付文書の右上に日本標準商品分類番号という枠があって、87〇〇〇〇とあり、この〇の4桁が《薬効分類番号》です。

《87》は何の意味じゃ？

《87》は医薬品の意味です。アリセプト《119B04》の場合、医薬品であって、その他の中枢神経系用薬ということになりますわ。最後の《9》はその他を意味していますので、新しい中枢神経系用薬は《119》となるものがほとんどです。

その分類番号を使うメリットは何じゃ？

まず番号で並んでいます（1100から8900まで）から、ピックアップ時にそこまで辿りやすいこと。そして、その番号の中は同一薬効薬剤ですから探しやすいです。また、まぎらわしい名称が同一薬効群にはほとんどないので、一調剤で同番号群から2剤以上ピックアップしたら疑問をもち、薬剤師として納得できなけ

れば疑義照会となります。だからリスクマネジメントも兼ねていますわ。

小生みたいな不勉強な薬剤師でも、ヨチヨチとピックアップできるね。そのうえ、場所さえ探せれば、逆にどんな薬効の薬剤かもわかる！

そうなんですよ。だから実習生には評判がいいですね。先に処方を打ち出しさえすれば、少し時間はかかっても自力でピックアップできる。老先生の言うように、何に効く薬かも把握できますから（笑）

《特》は何を意味しとるんじゃ？

特に安全管理が求められている医薬品、いわゆる特定薬剤、ハイリスク薬のことです。

《C》は？

アスカ薬局では、151品目を収納する自動分包機がありますので、そのカセットに入っている薬剤という印ですわ。

第9話　十文字と薬効別分類

十文字として入力できる機能は、最近では大手の電子薬歴にはほとんど付いていると聞く。また、局内用名称（どの薬局でもおそらく似たような名称だと思われる）欄は当然、最初から付いている。

実習生さんに尋ねると、添付文書については大学ではよく教えてくれているそうだ。しかし、日本標準商品分類番号について知っている実習生さんは一人もいなかった。

十数年前から数人のMRさんへ、添付文書に必ず記載されている日本標準商品分類番号を外箱の6面すべてに書き込んでくれると、在庫管理上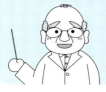（当薬局では箱単位の在庫管理も薬効別）大変便利と話しているが、理解してもらえなかったのか全く反応がなかった。「先発品メーカーがだめなら、せめて後発品メーカーからでもやってくれると良いな！」などと思っているが…

第10話

CYPと十文字

《CYP》はどう役立つのじゃ？

もう一度、前回の処方を示しましょう。

```
Rp.
眠脈悸呼消    119B04 C   アリセプト錠 5 mg      3A4 2D6         1錠
血量疹消光    396B20 特  プラビックス錠 75 mg   3A4 1A2 2C19    1錠
横口秘光GF   218B18     リピトール錠 5 mg      3A4             1錠
渇秘味消疹    232B17     タケプロン OD 錠 15    3A4 2C19        1錠
                        1日1回　朝食後         14日分
量脈浮呼倦    212B10 特  メインテート錠 2.5 mg  3A4　2D6        1錠
                        1日1回　夕食後         14日分
眠緑呼渇倦    112B02     デパス錠 0.5 mg        3A4 2C9         1錠
                        1日1回　就寝前         14日分
```

この処方で見ると、《3A4》が6剤、《2C19》と《2D6》が各2剤、《1A2》と《2C9》は各1剤ですね。《CYP》は肝代謝におけるルートですから、この中では《3A4》や《2C19》の混雑渋滞が予想されます。したがってこれらの薬剤の副作用は発現しやすくなると思われますわ。

十文字で重なった副作用があるうえに、代謝ルートが同じものが多くあれば、副作用の発現を予想できる可能性があるというわけじゃな！

この件は、堀 美智子先生が以前からよくお話になっていますわ。

そうなんじゃよ。実を言えば、《十文字副作用》にしろ、《CYP》にしろ、そのヒントはすべて堀先生からの教えの賜物じゃよ！小生はそれを電子薬歴へ応用したにすぎないんじゃ。

《CYP》は、副作用だけではなくて、主作用も強めてしまうことも予想できますよね。だから、併用注意の中にはそういうものがあると考えられますね。

そういえば、小生もカテーテルアブレーションの後にワーファリンとアミオダロンが処方されていて、医師に『併用注意ですよね？』と言ったら、ニッコリされて『想定内です！』と言われたもんじゃ。

これらのことは、薬剤交付時に、お薬手帳に書き込む事項としても便利ですよね。《眠気・めまいなどに注意してください。転倒によりけがをして出血が止まりにくくなったり、内出血が起こったりしますので用心してください》など、一言書き加えることで、予防的な効果が期待できますね。

そうなんじゃ、年賀状でも一言自筆で書いてあれば目がいくが、印刷だけだとほとんど読まんのじゃな。

十文字を使っても、いつも同じ処方だとフレーズも同じになりやすいですが、どう思われますか？

十文字があると、漢字で5文字にしても3剤あれば15文字あるから、前回と違う注意が与えられる。また、もし同じフレーズ

になっても、重要なことはくり返しでいいのじゃ。
お母さんがわが子に注意を与える時は、毎回同じことを言っているもんじゃ。薬子ちゃんもお母さんじゃから、いつもそう言っているじゃろ。横断歩道をわたるときは『右を見て、左を見て』と…転ばぬ先の杖、薬学的知見による指導といっても《火の用心》と一緒じゃよ（笑）

かかりつけ薬局の大事な役目なんですね。

うーん、思い出したことがある。昨年（平成25年）の暮れのことじゃったが、さる重要な会合に呼ばれてな。議長さんが元厚生大臣、メンバーは医療に関わる有数な方々で、学者やメディアの代表的な人たちじゃったが、小生に『医薬分業について講演しろ』と言うんじゃな。

今さらですか？

改めて、市民の目線で考えようという会合じゃったが、これから高齢化が進展していく中で、医薬分業にはどんなメリットがあるかという重要なものじゃった。

どんなお話をされたんですか？

まず、フリードリッヒ二世の話から始め、ここ百年の分業の変遷、そして現在の分業状況、薬歴、お薬手帳、服薬指導などを話したんじゃが…

『じゃが』？

終わってから、さる有名な医療経済学者の先生から質問があったんじゃ。

どんな質問ですか？

『医薬分業は急速に発展し、処方箋発行率は70％に近いと聞いているが、その費用は7兆円に近く、調剤薬局の取り分は2兆円近い。しかし、本当にそれだけの価値があるのか？医療費とて、"Pay for Value"の原則は免れない。その具体的な《Value》を問う』というものじゃった。

それで!?

『現在とこれからの高齢化社会に向けて私が取り組んでいることがある』としたうえで、《十文字副作用》と《CYP》について話したんじゃ。実はそういう質問は想定内じゃったから、資料は用意して行ったんじゃ。会合のメンバーは十数人じゃったが、薬剤師は小生一人じゃったからそれ以上の質問はなかったが、『そこまでやれるのか？』という雰囲気はあったな。

それからどうなりました？

『毎回、会合に出て来い』ということになって、それ以後、毎回顔を出しているんじゃが…

心配そうですね。

こっち側がね。薬局経営者諸氏、薬局薬剤師諸君が、本当にこれをいつ本気でやってくれるかがね…期限はどんどん迫っているが、間に合うのかどうか心配なんじゃ。総論的議論はなされてい

るが、実効ある具体的現場論が見えてこない。このままだと分業バッシングがますます強くなる…

私の友人に信頼できる薬局経営者がいる。彼は門前薬局主体だが、薬局を出す前に医師へこういう話をするという。
「当方の薬局は、副作用の早期発見に努めます。だから表現は軟らかくしますが、患者さんに副作用の話もします。『副作用の話はできるだけするな』というお医者さんもいますが、これは患者さんのためであり、ひいては処方箋を発行するお医者さんのためでもあります。重大な副作用が一つでも出れば、患者さんもお医者さんも薬局も悲劇です」
彼は《十文字副作用》を採用している。

第11話

小ニュートン

話がややこしくなってきて、小生は眠たくなったよ。今回は薬子ちゃんと新薬子ちゃんの2人でやっておくれ！

十文字システムの話は、これで終わりですか？

いや、まだまだじゃよ！今回だけ小生は休憩タイムじゃ、よろしく頼む！

アスカ薬局へ勤めて興味を惹かれたことを聴きたいわ？

いろいろありますけど…まずは、《『すみません！』スタンプ》です。あれって患者さんに緊迫した場面で出すと、急に場の空気が和むんです。

あれは、老先生が散歩から帰ってきて『ビルの工事現場でいいものを見つけた！早速探してくれ』って言われたのよ。

何を探すんですか？

 薬剤師が頭を下げている、その《『すみません！』スタンプ》のことよ。

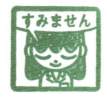

 探したらあったんですか？

 それがないのよ、どこを探してもそんなスタンプはなかったの。仕方がないから、出来合いの《おだいじに！》というスタンプを探して、『これでどうですか？』と伺ったら、『絵柄はそれでいいから、作っているところに電話して、《おだいじに！》のところを、《すみません！》に変えてもらえ！』と言われたの。

 それでできたんですか、あのスタンプ！

 そうなのよ、『両方とも5文字だから作れます！』ということでね。うちに来る大病院からの処方箋は、みんな長期処方でしょう。今では100日以上の処方箋も珍しくはないし。

 それも一包化が多いですね。

 だから、大病院からこんな所までわざわざ処方箋を持ってきてくださるのよ。

在庫が間に合わなくて足らない薬剤が出てくる？

 そうなのよ。誰でも『申し訳ございませんが、薬が足りません。足らない分はもう一度取りにきていただけますか？』って言うのは嫌なものでしょう。

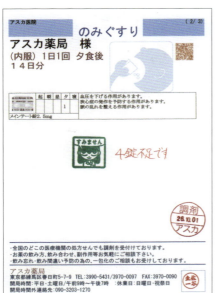 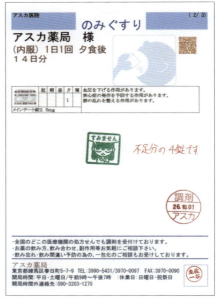

 そこで老先生は、散歩の途中、ビルの工事現場でヘルメットを脱いでお辞儀をしている例の絵柄を見て『ハタッ！』と思い当たったわけですか。

 まさにそのとおりよ。老先生といえども、謝るのは苦手だからピーンときたのね！

 それが小ニュートンのいわれですか！（笑）　スタンプといえば、《併用薬確認済スタンプ》というのもありますね。

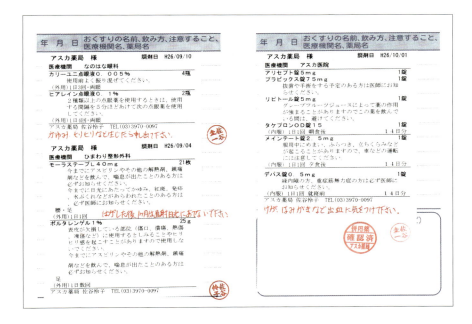

あれも、小ニュートンね。今年（平成26年）の4月から、お薬手帳に関する要件がシビアになったでしょう。そこでまた老先生曰く、『《併用薬確認済スタンプ》を作れ！』と。なにしろ、思い立ったらすぐにやらないとご機嫌が悪くなるから…

あれって、どんな目的で作られたんですか？

ストレートな意味では、『○○という薬剤師が併用薬の確認をした』ということで、お薬手帳に処方ラベルを貼った時にそこに押すと同時に薬歴にもそのスタンプを押すことよね。確認印を押すとなると、その薬剤師は、より熱心に患者さんへ併用薬剤や併用健康食品などを尋ねなくてはならないわけよ。その聴き出した内容やお薬手帳から、他の薬局で調剤されて今のんでいる薬がわかった時は、それを薬歴に記録すると同時に、薬歴とお薬手帳にこの《併用薬確認済》スタンプを押すというわけよ。

第11話 小ニュートン

お薬手帳に《併用薬確認済》スタンプを押すことで、患者さんに《併用薬》を確認したという安心感を与える？

 それと同時に、確認した薬剤師と薬局側に責任が生じるわけでしょう。

 本当に責任重大ですね！

 それと老先生には、もう一つ狙いがあるらしいのよ。

 何ですか、それ？

 うちでもそうだけど、患者さんっていろいろな薬局で調剤してもらっている方がいらっしゃるのね。そこで、『この確認済スタンプを他の薬局の薬剤師さんが見たら、ギョッとするに違いない。それで、なおざりになりつつあるお薬手帳に魂を入れたい！』と。たしか、そんなことを言っていたわ（笑）

 ああ見えて、老先生って結構人が悪い！

 日薬の会長をされていたでしょう。だから今でも『日本中の薬局や薬剤師の意識の向上を願っている！』と言えなくはないわね。

 最近のヒット作は、何ですか？

 貸本屋ね。店の長椅子の前にあるTVの下に本棚を作って、老先生好みの本を買ってきて《この本、無料で貸し出します！》って貼ってあるでしょう。

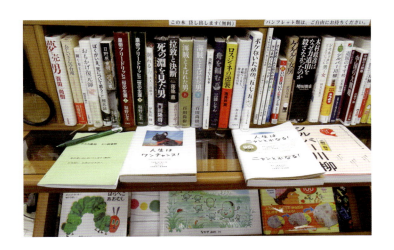

本好きのおばあちゃんがいて、結構借りていくんですよね。

私もビックリしたのよ。最初は、医学書や薬の本も入っていたけど、借りていくのは、《曽野綾子のエッセイ集》とか、《本屋大賞をとったもの》だったりするわね。老先生が自分の好みで買ってきた《木村政彦はなぜ力道山を殺さなかったのか》、《死の淵を見た男》なんていう本を借りていくおばあちゃんがいるんだから、ビックリだわ（笑）

私がビックリしたのは、長椅子で本を読んで大きな声で笑っているお年寄りがけっこうおられることですね。その本の名は《シルバー川柳》！

《シルバー川柳》は受けるわね。多くの老人ホームに《シルバー川柳の会》があって、《シルバー川柳》に応募しているようね。だからもう4巻くらいまで出ているのかしら？

私たちから見るとあまり面白くないものも、人生経験が豊かな人たちから見ると笑いが止まらないようですね。

《薬より笑いが効くという患者》（圭一）
笑いの中にペーソスがあり、そのペーソスこそ人生の味わい深いところ。病気の本や薬の本をいくら置いても誰も借り手がない。それよりも、《ピリカラなエッセイ》や《シルバー川柳》が高齢者には好まれる。
あるおばあちゃん曰く「図書館へ行っても本屋大賞をとったものはいつも貸出し中なのよ！」と。
また、「あたしが読んで面白かった本を持ってきたから、誰かに貸してあげてよ！」などと…いつのまにか本も増えていく。

第12話

薬学誕生秘話

昼寝から覚めてすぐで、なんですけど…

なんじゃな。

薬学的知見に戻りますが、ここでいう薬学とはどういうことを指しているのかと？

これは難しい問いかけじゃ！小生にも正確には答えられんが…そもそも日本の薬学導入のきっかけは、薬のリスクマネジメントが大きく関与していることは事実じゃな。

リスクマネジメントですか？

そうじゃ。明治になった時、日本には《洋医》と称する人たちが少なくとも8,000人はいたといわれている。もちろん、薬剤師は一人もいない。

西洋医が8,000人もいたんですか？

明治の初めじゃから、医師の国家試験はないわな。だから、自称だろうが、西洋医学をなんらかの形で修めた人たちだと思われるな。

一応、《洋医》と世間からは認められていた人たちということですかね。

さて、そこからが問題じゃ。《洋医》は《洋薬》を使わなきゃならん。その《洋薬》じゃが、これは幕末に日本と欧米諸国で通商条約が相次いで交わされて、外国商人が《洋薬》をどんどん日本に持ち込んだんじゃな。

幕末の話ですか？

もっと前からじゃろう。密輸や長崎の出島を通して入った《洋薬》がなければ、8,000人の《洋医》が営業できているわけがないのう。

リスクマネジメントとの関係は何ですの？

《日本薬剤師会史（80年史）》にこんな記述があるんじゃ。《慶応以降、洋医術が隆盛になるにつれ、洋薬の需要が増加し、西洋の奸商等は、日本人の舶来品妄信、薬品知識の無智に乗じ、その本国では決して医薬に使用しない別製の贋悪な薬品を売り込み、非常な暴利をむさぼり、為めに市場に贋悪品が充満し…》と、まあ、こんな具合じゃな。

それで、対策は？

《司薬場（今でいう国立医薬品食品衛生研究所）を設置し之を取り締まる方向を打ち出した》…とはいっても、舎蜜学（化学）に通じた者は数が少ないから、とりあえず明治7年に東京、明治8年に大阪、明治9年に横浜と長崎に司薬場を設置したんじゃ。

薬学との関係は？

これも、明治6年のことじゃが、その後、医務局長や初代内務省衛生局長を務めた長與 専齋が文部省へ次なる伺い書を出したのじゃ。

伺い書ですか？

つまりは意見の具申書じゃな。少し長いが引用しておこう。これは見事な文章じゃ。薬剤師たるもの一度は読んでおかなくては、生みの親である長與 専齋局長に合わせる顔がないじゃて。

《製薬学科設立の儀に付き伺》
　製薬学科の一科、薬石の製煉、真贋の鑑別、輸出入の方法より毒殺の裁判に至る皆之に関せざるはなし。故に文明列邦殊に之を重んず。
　皇国（日本）は寒暖適度、土壌沃饒、動植蕃殖、金石満溢、固より天府の邦国にして、薬石の如き十の八九は之を海外に待たずして足るべきと雖も、人民従来物理に暗く、之を製煉して以て医薬に供することを知らず。
　唯漫然海外に仰ぎ、薬舗（薬局・薬店）の如き固より薬石の製煉、真贋の鑑別を諳んぜざるに由り、輸入の医薬、徒に洋商の奸計に陥り、贋造品を販売して一人之を知るものなし。今にして之が方略を設けずんば独り蒼生（人々）の生命を害するのみならず、他日、邦家（日本）の疲弊を醸すべき事、智者を待たざるも明らかなる所にして、其関係固より容易ならず、実に痛哭の至りに耐えず。之を以て今後当校に製薬学科を付属し…

この伺書により、明治6年、第一大学区医学校（東大医学部の前身）に製薬学科が付設されたのじゃよ。

なぜ、薬学科ではなくて製薬学科だったんですか？

明治のはじめの資料によると、当時の東京市民の間に《洋薬》を使って多くの死傷者が出ているとあるんじゃ。政府もこの対策に頭を悩ましたんじゃな。そこで一刻も早く、《洋薬》を自前で生産することを目指したのじゃ。そこで製薬学科となったのじゃろう。もう一つ推測すれば、医学校における医学教育に薬学は入っているという言い分も医学側からはあったかもしれんな。

製薬学科なら文句はつけられない？

そうは言わんが、緊急を要する時に薬学が医学に入っているかいないかで、もめている暇はなかろうて。

そんなものですか !?

小生が中央社会保険医療協議会（中医協）の委員の時だから、もう20年ほど前になるが、薬学管理料という名目を薬歴管理料やお薬手帳などのいわゆる薬剤師のインテリジェントフィーの総枠として要求したことがあるんじゃが、これは見事に反対されたんじゃ。

当時の厚生省から？

いいや、反対者側の言い分は《医師は医学管理料なるものを取っているから、出された院外処方箋の薬学管理料は医学管理料の中に入っている》というものじゃった。つまり薬剤師が今さら薬学管理料を取ったとすれば、《二重取り》になるという意見じゃ。明治から100年も経っての話じゃがな。

でも今は、その呼称は大枠では実現していますわ！

 今の日薬会長の山本 信夫氏が中医協委員の時に実現させたんじゃよ。彼の粘り強さと信念の固さの賜物じゃが、医薬分業が成熟期に入ったのと相まってのことじゃな。

《〜明治20年、下山 順一郎、丹波 敬三両教授（お二人とも後の日薬会長）に医学博士という学位の称号が贈られることが決定したが、両教授は薬学科が担当であるのに医学博士という学位を授与するという大学の矛盾性に納得ができず、辞退されたため学位は無期限保留となった〜明治30年帝国大学が東京帝国大学と改称されると共に、明治31年学位令の改正により、薬学博士号が追加され、翌明治32年、ようやく初の薬学博士として長井 長義、下山 順一郎、丹波 敬三、田原 良純の4名に与えられた〜(「日本における薬学教育の変遷と学位問題」（兼松 顕、山川 浩司))》とある。

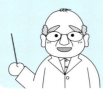 これを見ると、明治20年に両教授が医学博士を辞退した時は、薬学博士の称号はなかったが、その後12年して薬学博士号が追加されたことがうかがえる。明治人の気骨はかくあらん！と目をみはるばかりである。

第13話

服薬指導チェック項目

老先生は、一見つまらなそうなことを楽しくやっていることがありますが、一体なぜですの？

何のこと言っておるのかな！

例えば、《薬歴簿服薬指導タイトル》。

うちの電子薬歴の名称ではそうなっているな。小生にはその名称はよく理解できないが、いろいろと工夫できるので面白いな。

なぜ、面白いんですか？

制限があるからじゃ。そのよくわからん名称の中身は、1行が半角30字で10行までしか打てないんじゃよ。制限があるからアイデアが絞り出せる。また、いつでも即時に変えられるところが良いのじゃ。

説明書をよく読まなかったんですか？

説明書なんてなかったような気がするな。たとえあっても読まんがの（笑）そのよくわからんものは、薬歴の処方の下に打ち出せるんじゃ。だから、共通項目を入れることができるんじゃ。

今、使っている項目で解説していただけませんか？

アスカ薬局で現在使用中の《服薬指導タイトル》なるものを開示するのじゃな。

```
A. do 処方変更 臨時 新患・科・医院    B. 併用薬：無 有(ｱｽｶ 他) OTC ｻﾌﾟﾘ
C. 前回  年  月  日  日分            D. 対話者： 本人 他（    ）
E. 服薬：良い 時々忘れる 悪い        F. H(   ) S(   ) A(   ) I(   )
G. 体調：良ｲ ﾔﾔ良ｲ 不変 ﾔﾔ悪ｲ 悪ｲ    H. 投薬者： □薬山花子 □薬林三郎
I. 相談等：有 無   残薬：有 無       J. 投薬者： □薬森明子 □薬川一郎
```

これは一目瞭然じゃろ。

ポイントだけ解説していただけませんか？

半角30字10行は、2行を横並びにしているが、縦に10行並べることもできる。ここでは、スペースが欲しいので横に2行を並べている。

- A項の《新患・科・医院》とは、スペースがないので《新患・新科・新医院》を略している。
- B項は、併用薬の有無（サプリメントも含む）を聴いている。《有》の時、当薬局以外の調剤薬の場合は、お薬手帳や本人の記憶で併用の安全性を確認する。時にはいったん帰宅して薬剤を持ってきてもらうこともある（近くに住んでいる患者さんに限る）。
- C項では、当薬局の患者さんの前回またはそれ以前の薬歴から、日時・投薬日数を拾い上げる。これによってきちんと服用しているか、お薬手帳で確認し、他の薬局で調剤されているのかどうかを聴き出す必要が出てくる（これは接客技術を要するところでもある）。

D項では、本人かどうかを確かめる。本人でない場合、その関係によっては、会話にも微妙に影響してくる（本人でない場合は、推定もありうる）。

E項では、服薬状況を調査する。C項の調査でだいたい見当はついているが、その内容によっては、それとなくチェックすることが必要である。

F項には、薬剤師の誰が薬剤をピックアップして誰が検薬したのかを記入する。（　）内にP（ピックアップの略）、あるいは検薬の印としてC（チェックの略）またはレ点（チェックマーク）を書き込むと良い。

G項では、患者さんの体調を聴く。『お変わりはありませんか？』から始まることが多い。

H・J項では、誰が投薬したかをチェックする（投薬者の氏名はフルネームで記載する）。

I項には、相談の有無と残薬の有無（受付時チェック項目）を記入する。

これらの項目は、すべての受付時・投薬時に当てはまるものだから、ルーチン項目としてこのように一まとめにして打ち出す方が便利なんじゃよ。

それでいつも楽しそうに考えているんですね。

うむ、どの項目をどの順番でどう並べるか、また、半角30字にどう当て込むかを考えていると、毎日でも変えたくなるわい。

調剤録

アスカヤッキョク(5096-2)
アスカ薬局　殿

* 処方日　平成26年10月01日
* 調剤日　平成26年10月01日

A
男
大正11年11月11日生まれ　91歳10ヵ月
本人・家族区分
高9

保険者番号　　記号・番号
39131206　　12345678

第1請求レセプト　　後期高齢1割

NO	剤型	調剤料	薬剤料	調剤数	薬剤料計	計	加算料
1	内服	63	76	14	1,064	1,127	0
2	内服	63	7	14	98	161	0
3	内服	63	1	14	14	77	0

基本料	薬歴料	指導料	材料
95点	薬A　41点	0点	0点
調剤報酬点数	負担率	自己負担額	保険外	合計請求額
合計　1,501点	1割	¥1,500	¥0	¥1,500
公①		当月調剤報酬計		
公②		¥15,010		
公③				

薬剤服用歴管理指導簿

アスカヤッキョク
アスカ薬局

男　大正11年11月11日生まれ A　　　　5096

H26/10/01　アスカ医院:内科　　　　　　調剤報酬　¥15,010　負担額　(薬A)
H26/10/01　アスカ　太郎　　　　　　　　　　　　　　　　　　　　¥1,500

眠脈悸呼消　1 119B04 C アリセプト錠5mg　　　3A4. 2D6　　　　1錠　　(¥0)
血漿消疹光　　339B07C特 プラビックス錠75mg 3A4. 1A2. 2C19　1錠
横口秘光GF　　218B18 C リピトール錠5mg　　3A4　　　　　　　1錠
渇秘味消疹　　232B17 C タケプロンOD錠15　　2C19. 3A4　　　　1錠
　　　　　　　(内服) 1日1回 朝食後　　　　　　　　　　　　14日
薬脈浮呼倦　2 212B20特 メインテート錠2.5mg　3A4. 2D6　　　1錠
　　　　　　　(内服) 1日1回 夕食後　　　　　　　　　　　　14日
眠緑呼渇倦　3 !!117B05C特 デパス0.5mg　　　2C9. 3A4　　　　1錠
　　　　　　　(内服) 1日1回 就寝前　　　　　　　　　　　　14日

A.(do) 処方変更 臨時 新患・科・医院　　B.併用薬 (無) 有(アスカ 他) OTC サプリ
C.前回 26年 9月 17日(17/4)日分　　　　D.対話者:(本人) 他 (息子)
E.服薬:(良い) 時々忘れる 悪い　　　　F.H( ) S( ) A(P) ( )
G.体調:良イ ヤヤ良イ (不変) ヤヤ悪イ 悪イ　H.投薬者:□薬山花子 □薬林三郎
I.相談等:有 (無)　残薬:有 (無)　　　　J.投薬者:□薬森明子 ☑薬川一郎

認知症状変わりなし.
悪心, 嘔気, 下痢, 軟便など副作用兆候なし.

夜もわりと眠れて眠気もさすことはないとのこと
口渇今のところなし→口渇生じることあるので水分こまめに
　　　　　　　　　　　とるようアドバイス.

プラビックスによる青あざ, 充血などの副作用なし.
めまい, ふらつき, 眠気などなし.
足元, 転倒, つまづきなど十分気をつけること.
ケガ, はみがきなど出血注意するようアドバイス.

これらの項目に何を入れるかによって、患者さんへの聴き取り調査が無駄なく、落ち度なく毎回きちんと行われるようになる。その順番や項目は、「気づき」によって変わっていく。
調剤報酬の改定ごとに、項目が入れ替わったりもする。
物事は制限がある方が面白い、これが無限大ではなんのアイデアも湧いてこないのだ。調剤室の活用にしても、狭いといろいろな方法を考える。

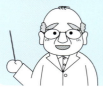
考えて、考えて、それを実行してまた考える。そんな毎日がなんとも楽しいのだ。《之を知る者は之を学ぶ者にしかず、之を学ぶ者は之を行う者にしかず、之を行う者は之を楽しむ者にしかず》である。

第14話

ファイリングシステム

十文字システム物語はもう終わりですか？

どっこい！まだあるんじゃよ。

それでは、連載が終わる前に教えていただきたいことがあるんですが！

どうぞ、どうぞ。この連載も寿命も、いずれもそうは長くないからの（笑）

小ニュートンはいくつか例示がありましたが、では、中ニュートンというと何でしょうか？

そうだなあ、まずはファイリングシステムを導入したということじゃな。

ファイリングシステムとは、何ですの？

あれはすごい発明だ。なにしろ横のものを縦にしたのじゃからな。

 そんなことがすごい発明？

 あれは昭和50年代半ばだったか…ある日、函館に行く機会があり、そこで長年開局しているクサカリ薬局さんを表敬訪問した時のことじゃった。

 30年以上も前のお話ですね。

 有名な草刈 藤太先生に会いに行ったんじゃが、先生はちょうど外出中で、代わりに長男の草刈 信行氏にお会いした。信行氏は日本の南極観測隊に薬剤師として加わった最初の人じゃ。

 それはすごい！で、どんなお話を伺ったんですか？

 いろいろとすごい経験談があったが、それよりもクサカリ薬局さんで使っていたファイリングに目が止まり、ファイリングシステムを教わったのじゃ。

 経験談よりファイリングシステムですか？

 その頃、小生は開局当初（昭和38年）から始めていた、今でいう「薬剤服用歴カード」（この頃は販売したOTC薬の記録カード）の収納に困っていた。横にして棚に積んでおく方式だったので、出し入れに時間がかかったのじゃ。話を聴いて、そこで目からウロコが落ちた。

それで、横のものを縦にすると？

 本箱がいい例じゃの、立てておくと入れるのも出すのも便利じゃろう。

 それを、書類整理に応用したのがファイリングシステムですか？

 信行氏に言わせると、行きも帰りも狭い南極観測船の中で膨大な資料を整理しなきゃならん。そこで整理と収納、引き出しにも便利なファイルを使うようになったそうじゃ。

 ファイリングを見てピーンときた？

 そのとおり！《見た、聴いた、感動した》で帰ってきたが、はっきりと理解したいので、ファイリングシステムの本を買いに出かけたのじゃが、当時、これがどこにも売ってない。

 今では、どこの本屋さんにもありますわ。一時はブームでした。

 英語本なら出ているらしいというので、日本橋の丸善まで出かける羽目になったのじゃ。

 それで、あったんですか？

 あった。買って帰ってきて字引と首っ引きでなんとか読んだんじゃよ。

 収穫はありましたか？

あった、あった。長所は書類の出し入れに超便利、今では小学生の机にも付いているくらいじゃ。だが、欠点もあった。入れ間違えたら書類が出てこない、全部のフォルダーを見なくてはならない。これは大欠点じゃ。

薬歴の分類・保存には役立たない？

と思ったが、短所の克服法が載っていたんじゃ。ファイルからカードを出した時は、そこに頭が赤くなっている少し背の高いカードを差し込んでおく。これがいわゆる留守番カード、そして元のカードを戻したら、留守番カードを引き抜くんじゃ。

なるほど、納得ですわ。

そのうえ、見出し板があり、ファイルの分類表示板として使うんじゃな。

なるほど。今、医院や薬局にある《カルテや薬歴簿》をファイルに入れて収納するいわゆるカルテラックは、それを本箱型にしたものですね。

ラック型では留守番カードはなくなり、表示板が細かく配置されているようじゃ。それにしても入れ間違うと大混乱になるな。

そこで登場したのが電子薬歴なんですね。出し入れにこんなに便利なものはありませんわ。ペーパーに打ち出さなければ、ラックもファイリングボックスもいらないですし、これも革命ですね。

どちらも革命じゃが、既存店が採用するとなると問題点があるんじゃな。

問題点？

 診療も調剤も毎日連続して行われていて途切れがない。いつから電子化するかなんじゃな。

 なるほど、しばらくは電子とラックの両方が必要な期間があるというわけですね。

 薬歴簿の保管期間は3年間じゃったのう？

 最終の記載から3年間ですわ。

 その3年間は両者併用の期間になる。そこで医院も薬局も電子化に踏み切れないところが多いのじゃな。

 便利さはわかっていても、現実は厳しいですね。アスカ薬局では私が来る前に切り替えが済んでいましたが、併用する時期があったんですか？

 みんな、わかってくれて3年間、現実には4年くらいかかって移行したのじゃよ。

 それは、大変でしたね！

 うむ。しかし、これにはいいアイデアがあったのじゃよ。

 いいアイデア！ですか。

ま、それは次回に譲ろう。今日は疲れたからのう。

1893年のシカゴ万国博覧会では、大観覧車が登場し、人々の関心を集めた。あのへそだし踊りのベリーダンスも披露され、観客からはやんやの喝采をあびたとある。そこに登場したのが《ファイリングシステム》だ。これは世界の注目を集め、書類整理法として一世を風靡するに至った。コンピュータ時代になって主要な部分はとって代わられたが、今までにも増してコンピュータから打ち出される書類は多くなり、その活用は衰えていない。コンピュータを開くと、フォルダーの絵が至る所に氾濫しているのはその証（あかし）でもある。

草刈 信行氏は、南極観測隊夏隊の第5次（1960〜1961年）と第7次（1965〜1966年）に参加。南極観測船《宗谷》と《ふじ》に乗船された。

第15話

かかりつけ薬局

そのいいアイデアをうかがう前に、この講座の冠となっている《かかりつけ薬局》について聴かせてください。名付け親は老先生なんですか？

名付け親は正確に言えば、当時、朝日新聞の論説委員じゃった大熊 由紀子氏じゃな。

今は、国際医療福祉大学大学院の教授でいらっしゃる？

そうなんじゃ。あれは平成元年のある暑い夏の日じゃった。大熊さんにお会いして、《医薬分業》の効用を話していた時じゃった。

論説委員の大熊さんからお呼びがかかったんですか？

同じ朝日新聞にいた社会部記者のM氏がとりもってくれたんじゃな…『医薬分業で世論を盛り上げるためには、論説で取り上げてもらう必要がある』と言って、小生に大熊さんと会うチャンスを作ってくれたんじゃ。そこで、小生が医薬分業の歴史やその意義を述べたうえで、《行きつけの薬局》を患者が利用すれば薬

歴管理によってリスクマネジメントができると言ったら…

『と言ったら』？

大熊さんが即座に『《行きつけ》はダメよ！《かかりつけ薬局》がいいわ！』と叫ぶように言ったんじゃ。

日本で一番早く《かかりつけ薬局》と言ったんですね！

そのとおりじゃが、小生の脳裏には『これは日本医師会に了承を得る必要があるな！』という思いがよぎったんじゃ。

日本医師会から反対されると考えたんですか？

まあな。しかし、それを見透かすように大熊さんが言った。『薬歴を展開して、医薬分業を推進するなら、私としては大賛成だわ。だとすれば、以後、私は《かかりつけ薬局》を持とうと呼びかけますから、日薬さんも、《行きつけ薬局》ではなく《かかりつけ薬局》を使いなさいよ』とな。

それでどうしましたの？

その帰りがけに、日本医師会館に寄って顔見知りの常任理事さんに会って、この話をしたら、笑いながら『処方箋を受ける薬局は立派な医療機関ですよ、《かかりつけ薬局》を大いに使ったら良いでしょう！私から理事会に報告しときましょう！』と言ってくれたんじゃ。

ホッとされたんですね！

そうじゃよ。分業も少し軌道に乗ったところじゃったので、こじれると小生の責任でもあったからのう。

 大熊さんの文章は朝日新聞の論説欄に載ったんですか？

 それから2週間後くらいじゃったか、たしか、8月25日の朝刊の社説として掲載されたんじゃよ。表題は《欧米より進んだ医薬分業を！》だったのう。

 そんなことがあったんですか。読んでみたいなあ！

 それでは、その一部を紹介しよう。若い薬剤師さんにとっては歴史話じゃが。

〜同じ作用の薬を偶然別々の科から受け取って飲み、量が多すぎて被害を受けることも少なくない。高齢者は肝臓や腎臓が弱っているので、薬の影響を特に受けやすいのだ。一人ひとりが《かかりつけ薬局》を持ち、そこに患者ごとの《薬歴簿》が備えられており、専門知識を持った薬剤師が処方せんをチェックする仕組みが整っていれば、こうした危険はたやすく防ぐことができる。納得いくまで説明も聞くこともできよう〜
〜もっともこのような医薬協業体制は、一朝一夕にできるものではない。なにより信頼できる薬剤師を多く育て、夜間などもきめ細かな地域サービスができる体制をつくりあげることが不可欠だ。そのための慎重な実験を、われわれも長い眼で見守りたい〜

 すばらしい文章ですわ！ 25年も前のことなのに、今、私たちが言われているような気がします！

 そう感じてくれれば大熊さんも喜ぶじゃろうて。しかしのう、逆説的に言えば、その体制はまだ不完全でもあるわけじゃ。『長い眼で見守ってくれる』…その言葉に甘えて25年になるんじゃ。若い薬剤師さんに奮起してもらわんとなあ！

M記者さんは、その後どうなりましたの？

 現役は引退したが、今は、記者学校の校長先生になっている。正義感と情熱あふれるすばらしい記者だったのう。

 M記者さんは、医薬分業について記事を書いてくださったんですか？

 そう、何本も書いた。それも一面の記事じゃった。ある時は朝日新聞の一面の見出しにもなった。《医薬分業》とか《薬剤師》とか《薬局》とかいう文字が一面トップに躍ったことは、彼が引退した後は見たことがないのう。

 薬剤師の肩をもってくれたんですか？

 それが違うんじゃ。彼は記者としての正義感と記者魂で、先進国でも一番遅れている日本の医薬分業が根付くことを目標に書き続けたんじゃな。いつもこう言っていた。『佐谷さん、もし薬剤師や薬局が社会的に間違ったことをすれば、今度は筆先がそちらに向いて叩くから覚悟しなさいよ』と。笑いながらだが、きつい言葉じゃった。

 そんな歴史は知りませんでした！

 彼の引退後に『分業関連記事が一面に十数回出ましたかねえ!?』と言ったら、『何を言ってるの、64回ですよ！』と怒られたんじゃ。期待して書いてくれたんじゃな！
ああそうだ、社会部を引退した後、彼は『卒業旅行です』と言って、欧州へ出かけた。ある日スイスから絵葉書が届いたんじゃが、それには《スイスの山の中のある診療所を訪ねました。そこは無薬局地区なので、県（カントン）知事に届けを出して院内投

与をしているところですが、そのドクターに、『医薬品を院内投与する時にマージンのことが気になりませんか？』と聞いたら、しばらく下を向いて考えた後『やはり気になります』と言って赤い顔をしました。日本は分業になって良かったですね！》*と書いてあったんじゃ。小生は思わず涙ぐんでしもうたよ。

大熊さんの社説が掲載されてから数週間後のある朝、突然、初老の男性がわが薬局を訪ねてきた。その人は朝日新聞の《天声人語》の執筆者の一人だと名乗った。そして「社説にも医薬分業のことが載ったのでその実態が見たい。1日見させてもらうが《天声人語》に書くとは限らない。納得がいったら、書かせてもらいます」と言って、店の隅に1日黙って座っていた。
平成元年9月30日の《天声人語》にその記事は掲載された。
《～アスカ薬局をのぞいたら、店主の佐谷圭一さんが50歳代の女性客と話をしていた～患者は医者へ行こうか行くまいか五分五分の気持ち、と佐谷さん。そこを1％分、背中を押すのだそうだ。専門に応じて医者に紹介、客はアスカ薬局からの紹介状を持って病院へ行く。佐谷さんは、客の薬歴服薬状況を「トレースレポート」という書類で医者に報告する～》
その後、天声人語を書かれた初老の男性記者氏は亡くなったという。大熊さんは国際医療福祉大学大学院教授として活躍されている。M記者は記者学校の校長先生をしていて、ときどき連絡をくれる。

---

* スイスはもちろん完全分業国である。

第16話

処方箋の裏

ところで、第14話でおっしゃった《いいアイデア》とは何ですか？

サンプルを見ればわかるじゃろう。

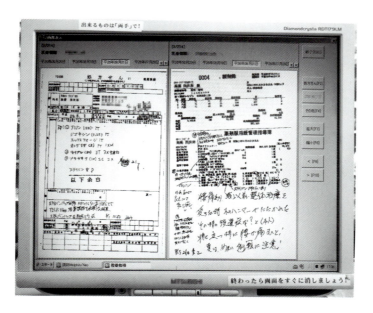

これがいいアイデアですか？

 そうなんじゃ。これは大ニュートンクラスのアイデアじゃった！

 上に調剤録があるので処方箋の裏ですよね！

 そうじゃ。小生が日時の下の《半角十文字分》の余白を見つけたのも大発見じゃが、《処方箋の裏の白紙部分に薬歴を作成する》というのも一大発見じゃった。

 老先生が見つけたんですか？

 いや、小生には残念ながらその発想はなかった。言い出したのは倅、つまり薬子ちゃんのダンナさんというわけじゃ。

 処方箋の裏といえども勝手に書き込んでいいんですか？

 そこじゃて、その件があるから、小生は最初から処方箋の裏に勝手に書き込みをしてはいけないと思い込んでいたのじゃが、倅に言われてみて改めて考え直したんじゃよ。

 法的にはどうだったんですか？

 すぐに法律にくわしい友人に相談したのじゃ。そうしたら『1週間待ってくれ』と言われてな。

 で、どうだったんですか？

いろいろと調べた結果、『処方箋の裏側に調剤録を書いても良い（印刷しても良い）という通知が出ている。また、そこには調剤録の解説を《書いてはいけない》とは言ってない』

へーっ、そうなんですか。

したがって、『調剤録の解説という形で書き込んだらいいと思う。その解説が時系列で電子薬歴に収納されていて、かつ、一面（これは電子薬歴の一面という意味）が連動していればよろしいのでは』という回答じゃった。

法律的な解釈なんですね！

ただし、分割調剤ではこれができない。分割調剤では、最終調剤時は別にして、調剤が完了してない時には、患者さんへ処方箋をいったん返さなくてはならんからな。

で、その時はどうするんですか？

その時は、別用紙を使えばいい。

時系列に並べて電子薬歴に収納する方法は、どうしたんですか？

処方箋の表と裏を同時にスキャンして取り込むのじゃ。倅は、最初からスキャンが頭にあったらしいんじゃな。

それで、現在、使っているようなシステムになったんですね。

そうなんじゃ、発想から15年かかってやっと《もの》になったんじゃのう。

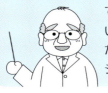
3年前、小生の薬局は個別指導を受けた。当時は小生が経営者、薬子ちゃんが管理薬剤師だったので、二人してドキドキしながら要求された資料を持って出かけた。処方箋の平均点数が高いからという理由のようだったが、こればかりは仕方がない。長期化した病院の処方箋が多くなったので、必然的に平均点数が上がってしまうのだ。ただし、これは呼び出しの理由づけにすぎないのだろう。そこで処方箋の裏に薬歴が印刷されていて、かつ、表裏ともスキャンされ、時系列に並んでいる写真を用意して行った。担当係官氏に詳細に説明したところ、大変興味を思っていただき、帰りには、このシステムは《とてもすばらしい》との評価をいただいた。

第17話

質問集

ここまで読んでいただいている方から、いくつかの質問がきていますので、代わって私が質問しますわ。

!?

処方箋の保管期間が最終に調剤した日から3年で、薬歴の保管も同じなので処方箋を保管しておけば自動的に薬歴も保管されるアスカ方式は便利だと思います。現在、私の薬局は、薬歴を紙媒体のまま保管して使用しているのですが、もし、アスカ方式に移行させるとすると、両者の併用が最短で3年間はかかるように思いますがいかがでしょうか？

そのとおりじゃ。アスカ薬局でも電子薬歴と紙薬歴の併用期間は4年近くかかった。でも、《案ずるより生むが易い》というとおり、電子薬歴が増えていくにつれて紙薬歴の利用度は減っていくから、そんなに不便ではないといえるな。最初の移し替え時に、紙薬歴の過去歴は必要最小限をそのつど移し換えていく。だんだん紙薬歴の利用度は減っていって、電子薬歴の利用度は高まるから楽しくなってくる。

十文字の選び方はどのように？

薬剤師の自由選択じゃよ。ADL・QOLに関する副作用や、重要な副作用など、必要と思われるものを取り上げてみて、いらなければ書き換える。このくり返しの中でその薬局に合った十文字ができあがっていく。また、新しい副作用など追加も出てくるから、イエローレターなども興味をもって読むようになる。
一番のメリットは、自分たちが選択するので、薬剤師が添付文書を何回も読むようになることじゃ。また、読むのが苦にならなくなる。わかりにくいところがあれば、メーカーさんや卸さんの学術担当の方へ気軽に質問することも多くなる。

備蓄医薬品が2,000アイテムもあるということですが、十文字の打ち込み方を教えてください。

最初に、直近6ヵ月間の使用実績上位100品目を選び出す。そして、上位のものから1日5品目程度を打ち込んでいく。これは、直感的に選んで打ち込んで良いと思う。換えたいと思ったらすぐに打ち換えればいいのじゃからな。
1日5品目、1ヵ月に100品目が目標じゃ。そうすると、薬歴に打ち出されてくる十文字の《あるもの》と《ないもの》が目に見えてくるので、その便利さがわかる。わかってくると、面白さと有益さがあるので、どんどん拍車がかかってくる。後は、一気呵成に進めるだけじゃ（笑）

処方箋の裏を使う場合、雨にぬれた処方箋や、薄くて破れそうな処方箋、書き込む空間が少ない処方などはどうしていますか？

すべて別紙で打ち出して、処方箋の裏側にクリップで止めておき、スキャンする時に糊付けするか、別紙として扱うかを決めておく。いずれにしても、そう多い数ではないじゃろう。スキャンする場合、処方箋の大きさであれば問題なく読み込める。

薬歴（処方箋の裏）に手書きで書き込む部分がありますが、あそこは、打ち込みではいけないのでしょうか？

小生は、手書きに郷愁があるので、あの部分だけは手書きにこだわっておるが、若い方は、手書きよりも打ち込みの方がやりやすいかもしれんな。ただ、個別指導を受けた時、『《処方箋裏に手書き》の方がスキャンした場合、真実性を感じますね』とも言われた。打ち込みも二重線で消せば問題ないんじゃろうが…
ただし、アスカ薬局で現在採用している方式では、手書き部分は打ち込めないようになっておる。字の上手下手に関係なく、担当した薬剤師が一生懸命に自分で書き込んでおるぞ。

《SOAP》形式 * で書かれているのでしょうか？

必ずしも《SOAP》にこだわってはいない。一面も含めて全体として《SOAP》が入っているように心がけているが、それにこだわると時間がかかりすぎることがある。
患者さんの症状の訴えや服薬状況、副作用のチェックや服薬指導など、十文字と《CYP》などを参考にしながら（過去歴もふまえて）書き込んでいく。

手書き部分は、病気や薬のこと以外は書いてはいけないのでしょうか？

アスカ薬局では、本人または本人以外の方でもその会話の中から必要と思われる事柄は書いておくことになっておる。《孫が生まれて男の子だった》とか、《嫁さんとうまくいってないようだ》とか…何気ない会話ができなければ、その先へ進めんからのう。

---

* 薬歴の記載方法の一つ。
S：Subjective（主観的情報）
O：Objective（客観的情報）
A：Assessment（分析・評価）
P：Plan（計画）

十文字システムでは、何を重要視して見ているのでしょうか？

十文字の副作用を見る、副作用の重なり合いを見る、《CYP》を見る。それと患者さんの訴えを聴く、関連していればそれとなく聴き出していく…その前段として何気ない日常会話で心をほぐしておく、決して上から目線で話をしない、できれば笑いを入れる。
まず聴いて差し上げることができれば、その後は自然と開けていくぞ。

十文字とお薬手帳に関連はありますか？

大いにある。お薬手帳に処方内容のシールを貼った後で、そこに十文字から取った一つか二つの副作用に対する注意を赤ペンで書き込む。例えば、自転車に乗って来店した方には、《めまいや眠気がくることがありますから、自転車に乗る時は十分に注意しましょう！》、《めまいが起こることがありますので転倒に注意！けがでの出血や内出血に注意！血が止まりにくい薬が入っています！》などがある。
年賀状をもらっても、印刷部分はなかなか読まないものじゃが、手書きの一行は読まされてしまうのと同じじゃな（笑）

薬歴にしろ、お薬手帳にしろ、服薬指導的な注意喚起事項を書いていると毎回同じフレーズになってしまうことがある。しかし、いまや相手は高齢者が多い。子供に注意を与えるように何回もくり返して言う必要がある。うちの薬子ちゃんも、4歳になる娘（小生にとっては孫娘）に「道をわたる時は右を見て、左を見て！」などと同じことを1日1回は言っている。

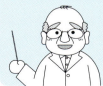
《火の用心》と毎日言っていても火事は絶えないが…
リスクマネジメントとは、単純なことのくり返しも重要な手段なのだ。

第18話

１包化と高齢者

一時期、《服薬遵守》とか《服薬コンプライアンス》など、《きちんとのむか、のまないか》ということがやかましく言われていたが、最近あまり聞かなくなったな。

そうですね。１包化が進んだせいかもしれませんわ！

１包化といえば、うちの１包化はどんな状態なんじゃ？

特別養護老人ホーム（特養）さんの看護師さんからいろいろな相談を受けて、数年前から本格的に取り組み始めましたが、今ではだいぶ複雑になっていますわ。

どう複雑なのじゃ？

１包化での印刷表示ですね。服用時点別にして患者さんの《名前、診療科、医院、医師名、薬品名、服用日（曜日つき）、必要事項》などを組み合わせます。あぁ、それに色で線をひきます。うちでは朝食後は《赤》、昼食後は《黄》、夕食後は《緑》、就寝前は《青》、

食前の場合、色は同じですが文字をその色で丸く囲みます。

くり返し型　色つき　薬品名入り

どんな要請があるのじゃ？

現在、うちの薬局では4施設から処方箋を受けていますが、印刷表示の要請がそれぞれ異なっていますわ。
A施設さんは、《くり返し型　色つき　調剤日入り　医院名入り》
B施設さんは、《連続型　色つき　調剤日入り　薬品名入り　医院名入り》
C施設さんは、《連続型　色つき　調剤日入り　医院名入り》
D施設さんは、《連続型　色つき　服用日入り　医院名入り》
といった感じです。

なんだかこんがらがってわからんが、《連続型》と《くり返し型》とは何を意味しているのじゃ？

例えば14日分の場合、《連続型》であれば、朝食後・昼食後・夕食後が連続14包という形になります。また、《くり返し型》であれば、朝食後・昼食後・夕食後が1日分ごとにくり返して14日分、分包されています。

第18話　1包化と高齢者　91

くり返し型　色つき　調剤日入り

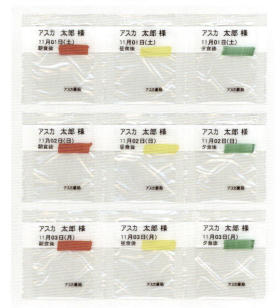

連続型　色つき　薬品名入り

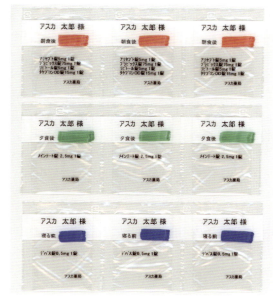

どうして各施設でまちまちになるんじゃ？

看護師さんの要望で決まる場合が多いんですが、のませる人が看護師さんだったり、ヘルパーさんだったりすることの違いも一因かもしれません。

分包化率は、施設さんの場合はどのくらいかな？

各施設さんとも100％に近いですわ。最近では、分包されている下剤なんかでも患者名や服用時点を入れて再分包してほしいという要望も出てきています。その方がのみ間違いが少なくて、患者さんものませる側も便利だとわかったからでしょう。

粉砕分包も多くなったように思うが、どうじゃ？

各施設さんとも、高齢化が進んできて、錠剤やカプセル剤がのみにくくなって粉砕1包化を要望されることが多くなりましたわ。

すべて粉砕はできんじゃろう？

それはこちらで調べて、処方した医師に相談して粉砕できる薬剤に代えてもらっています。それと、量が多くなる問題はありますけど、顆粒か粉末がある場合は当然そちらへ移行します。

脱カプセルというのは大丈夫かな？

その場合はメーカーさんの学術部へ相談します。《ダメ》というものもありますし、のむまでの期間（例えば1ヵ月まではOKなど）や遮光対策をとれば《大丈夫》な場合もありますね。

店頭へ来る一般患者さんはどうかね？

施設さんの要望のおかげで技術的にもだいぶ進歩（笑）しましたので、店頭に見本を並べて、そのメリットを説明して選んでもらっていますわ。

かなり要望はある？

ありますね！高齢の方は、いくら頑張っても結果としてお薬が余ったり、足らなくなったりする場合が多いです。のみ終わる頃になって、『最初から数が足らない』なんて言われることもありますから。そこで1包化を勧めます。お勧めは《服用日入り　くり返し型》ですね。

服用日入りの方がのみ間違いがない？

そうですね。のみ間違いといってもいろいろなタイプがあるんですよ。残薬が出てくる場合の多くはのみ忘れ（特に昼）ですが、薬が足らなくなる場合はのみ過ぎなんですね。朝のんだのに10時頃になると、のんだかのまなかったかわからなくなって、またのんでしまう。ですから薬をのんだら、その空分包を取っておいてもらっています。のんだ確認用ですね。

特に喜んでもらったことや気づいたことなどはあるかな？

透析の患者さんですが、月・水・金が透析日でのむ薬が違っていました。そこで、1包化する際《くり返し型　薬剤名入り》とし、透析日に青色もつけたところ、ご本人から『いつも間違えていたのが間違えなくなって、病状も良くなった』と喜ばれました。また、一般患者さんは、外でのむ機会も多いため、お名前を記載し

ない形で、朝・昼・夕の色だけつけた《くり返し型》を希望される方が多いですわ。

一般患者さんでも、介護者がのませている場合は？

これはもう《服用時点入り　くり返し型　服用日（曜日つき）入り　薬品名入り》が多いですね。薬剤数が多すぎるなどと非難はされていますけど、きちんと服用された人の方が良くなってくるように思います。高齢化社会では1包化は必要ですね。

服用途中で手術や検査をするので、『抗凝血薬などは抜いてくれ』と言われた場合は？

うちでは、近所に住んでいる患者さんが多いので、分包した薬剤をすべて持ってきてもらって、必要分だけを抜いてさしあげています。

分包に関して何かクレームは？

間違わないかぎり（笑）ありませんわ。チェックは、ピックアップ時・調剤時・検薬・薬袋に入れる時と、原則4回行っています。

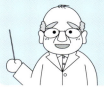
高齢者の方で「私は大丈夫」という人ほど、結構、間違えてのんでいる。小生も早めに1包化の《くり返し型》に切り替えた。自動車の運転をやめるのと一緒で、高齢者は早めに1包化した方がいい。めまいのする薬や眠くなる薬をのんで自動車の運転をしている高齢者は、キケンな存在だと自覚することが必要だろう。

第19話

"福"作用

最終回まであと1回となったわけじゃが、最後に小生の副作用経験例を話そうかの。

ぜひ、お願いしますわ。

2年半も前の話だが、1月の寒い日曜日に千葉県でゴルフの会があったんじゃ。

20年近くも続いているという、あのGM会ですか？

そうそう、ゴルフとマージャンの会だからGM会と名づけたんじゃよ。いわば体と頭を鍛える老化防止の会じゃが、大体、毎月開催しとるから、もうすぐ200回になるんじゃ！

で、何があったんですか？

小生には、10年くらい前から前立腺肥大があっての、それがだんだんひどくなってな。

!?

ゴルフをやっている時は余計にひどくなるのじゃよ。1ホールごとにおしっこに行くので『これはたまらん』と思って、かかりつけ医（内科医）に相談して頻尿を止める《コハク酸ソリフェナシン》を処方してもらって、その朝のんで出かけたんじゃ。

効いたんですか？

うむ、それがうまくいったんじゃ。午前中の9ホールは1回もおしっこに行かずにすんだし、スコアも良かった。久しぶりに優勝するかもという勢いじゃった！

薬の効き目はすごいですね！

そこまでは良かった…午後になって後半を回りだした途端に、尿意を催したのじゃが…ここからが大変じゃった！

どう大変でした？

今度は、おしっこが出ないんじゃよ。尿意はどんどん強くなってくるのに、いくらいきんでもおしっこが出ないんじゃ。あんなに苦しかった経験は初めてじゃった。

それで、どうしましたの？

日曜日だったから、地元の市会議員をやっている友人に電話をして、開いている病院を紹介してもらい、すぐに飛んで行ったんじゃ。

それは大変！

 病院へ着くまで45分、病院へ着いてから診察まで30分…うんうん唸りながら、『お産の陣痛というのは、こんなものかなぁ？』などと思っておった。

 導尿されたんですか？

 あっという間に噴出してな。『ビール瓶1本分はある』と言われた（笑）

 それで万事解決？

 心配になって、帰りがけにその医師に尋ねたんじゃ。『これから、東京に帰るのですが（約2時間）…この次は、キチンと出るのでしょうか？』とな。

 お医者さんはどう言われましたの？

 ニヤリと笑って言ったもんじゃ。『ただ、天に祈るのみですな！』と。

 それから、どうなりました？

 なんとか東京へ帰ってきたが、途中からまた尿意はあるが、おしっこは出ないという状況になってきた。不安なので、今度はN大学病院の救急外来へ飛んで行ったんじゃが…

『じゃが』…というと？

これがまた1時間近く待たされて、その間、陣痛の苦しみを味わったわい。

また、導尿を？

そうじゃ。しかし、小生の事情を聴いた医師は、今度は入れっぱなしの導尿カテーテルにしてくれた。これは便利じゃ。

つけっぱなしの導尿カテーテルだと、出したい時に出せるんですか？

これには先に栓が付いていて、それを外せば自然に出てくる。

便利なものがあるんですね！…それからどうしたんですか？

導尿カテーテルは、『どこの病院で外しても良い』というので、翌日（月曜日）一番で、かかりつけの病院の泌尿器科へ行って外してもらったんじゃ。

外してしまって大丈夫なんですの？

今度は、自己携帯導尿カテーテルをもらった。おまけに若い女性の看護師さんから自分で挿入する訓練も受けた！

若い女性の看護師さんから実践指導？（笑）

恥ずかしがっている暇などなかったのう。これであの苦痛から逃れられると思うと、ただただ感謝感激じゃった。

それから検査ですか？

前立腺の肥大状況を確認する検査は数日後じゃったが、結果は5倍くらいに肥大しておった！

5倍ですか？

20歳くらいの前立腺は20gくらいだそうじゃが、小生のは100gくらいと言われたな。

手術ですか？

レーザー光線でオペをすることになって、レーザー専門の医師に回されたのじゃが…

また、『じゃが』ですか？

その医師に診てもらったところ、『手術と決める前に、一度、がんの検査をしましょう』ということになっての。

前立腺がんの検査？

そうじゃ、そこでMRIを撮ったら、《顔つきが悪い細胞がある！》という結果が出た。

《顔つきが悪い》というと、がんの疑いがある？

そうなんじゃ！がっくりきたな…すぐに直腸から前立腺へ12本の穿刺をして結果を待った。

どうでしたの？

12本中、3本に《顔つきが悪い細胞》が引っかかり、細胞検査の結果、やはりがん細胞じゃった。

となると、レーザーでは手術できない？

そうなんじゃ。結局、《ダ・ヴィンチ》係の医師に回された。

あの有名な手術支援ロボットの《ダ・ヴィンチ》ですか？

手術の傷が小さく、術後の回復も早い、ちょうど保険適応になる1ヵ月前じゃったが、空いていたんじゃ。

そこで、すぐにおやりになった？

うむ。4時間半かかったが、うまくいって前立腺を全摘したんじゃよ。

今はもう大丈夫なんですね！

95ｇの前立腺全摘だから、約100ｇはやせたがの（笑）

 もう尿閉の心配はない？

 締りは悪くなったが、尿閉の心配は全くないのう。

 《コハク酸ソリフェナシン》の副作用から、がんが早期発見されて、命拾いってことですよね！

 結果的に見るとそうなるの。なにしろ前立腺がんはサイレントキラーだから、検査をしてみないとわからない。《穿刺12本》なんて、聞いただけでも怖いもんじゃが、もし手遅れになって、がん細胞が前立腺から転移すると、骨がんの可能性が大きいからのう。今では小生にとって、あの副作用は"福"作用ともいえるんじゃな（笑）

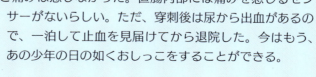

PSA検査は以前から受けていたが、少しずつ値が上がってきて、手術時は「4.2」あった。自分の判断では「少しヤバイかな」と思っていたが、穿刺のイメージが強くてなかなか検査に行けなかった。後で泌尿器科の医師に聴いてみたら、「『4.0』はもう危険区域であり、1年に「0.1」くらい上がるようであれば、前立腺がんを疑ってかかるべし」ということであった。穿刺による検査も思ったより簡単で、直腸内部から穿刺するが、軽い麻酔だけでほとんど痛みは感じなかった。直腸内部には痛みを感じるセンサーがないらしい。ただ、穿刺後は尿から出血があるので、一泊して止血を見届けてから退院した。今はもう、あの少年の日の如くおしっこをすることができる。

第20話

北海道の獣医さん

今回は最終講座ですか？

20話になったな。書く方もネタ切れじゃが、読む方も大変じゃからのう。

最後に言いたいことは？

そうじゃな…大変感銘を受けた話をして終わりとしよう。

ぜひ、聴かせてください。

数年前にTVで見た話なのでうろ覚えじゃが、その骨子だけは鮮明に覚えておる。北海道に齊藤 慶輔さんという獣医さんがおってな、その獣医さんを追ったドキュメンタリー番組じゃった。
その獣医さんは鳥類が専門なんじゃが、ある時からオオワシが瀕死の状態で野山に落ちていると、北海道各地から彼の元に持ち込まれるようになった。

調べてみると、オオワシがエゾシカの肉を食べた時に、一緒に鉛を食べているというんじゃな。鉛とは鉛弾のことじゃ。
北海道では近年、エゾシカが繁殖しすぎて農作物を荒らすものだから、猟友会に頼んで、決められた頭数のエゾシカを計画的に射殺しているそうじゃ。そのエゾシカの肉を、稀少になったオオワシやオジロワシが食物とするんじゃの。

つまり、オオワシは鉛中毒にかかって落ちてくる！

そういうことじゃな。そこで、その獣医さんは、猟友会に申し込んだんじゃな《エゾシカを殺すのは仕方がないが、その時に鉛弾を使わずに銅弾を使ってくれないか？》と。

銅弾だと大丈夫なんですか？

小生もくわしくないが、銅弾なら大丈夫らしいのじゃな。

うまくいったんでしょうか？

交渉の結果はダメだった…どうも、鉛弾に比べて銅弾は値段が高いらしい。

残念でしたね…

獣医さんも行きづまってしまった。そこで彼は考えた『オオワシがたくさん生息しているサハリン（樺太）ではどうしているんだろう？』と。そしてサハリンへ調査に出かけたんじゃな。目的地へ行くためにトラックに乗っていたところ、泥道でぬかるみにはまって何度も立ち往生したそうじゃ。

サハリンは春だったんでしょうか？

 獣医さんは、ロシア人のトラックの運転手さんにこう言った『ロシアは大変だね。予定どおりにはいかないね！』と。そうしたら、その運転手さんが『決まった道はない。ただ、行く先があるのみだ！』と、片言の英語で答えたというのじゃ。

 『決まった道はない！』ですか。

 獣医さんはサハリンの目的地に着いたが、たいした収穫もないまま帰ってきたらしい。

 目的地には着いたが、目的は達しなかった？

 そのようじゃな…日本へ帰ってきた獣医さんは、目的を達せられなかったことを嘆きながらも、近所の小学校から頼まれてオオワシの話をして歩いていたそうじゃ。

 小学生に鉛弾で死んだオオワシの話をしていたのですか？

 そうじゃ、小学生たちは皆、熱心に話を聴いてくれた。それが評判となって、北海道のあちこちの小学校からお呼びがかかるようになったそうじゃ。

 オオワシが可哀想ですからね！

 うむ、それもそうじゃが、狼が陸の生物の頂点に君臨していたように、オオワシは鳥類の頂点に君臨しているらしいの。だから、オオワシが絶滅すると生態系の崩壊につながるらしい。

それは大変！

 そんなある日、北海道の猟友会幹部の人から獣医さんに一本の電話があった。

 文句を言われた！

 逆じゃな。『猟友会は鉛弾を使わず銅弾を使うことにした』と言うんじゃ！

 あら、急にどうしてそうなったんですか？

 その猟友会幹部の小学生の息子さんが、ある日、学校で獣医さんの話を聴いて帰ってきたそうじゃ。

 小学生の息子さんが、齊藤獣医さんの話を聴いたんですか！

 そこで、その息子さんがお父さんである猟友会の幹部さんにこう言ったというんじゃな。

 どう言ったんですか？

 『お父さんはエゾシカを撃つのにまさか鉛弾は使ってないよね！』と。

 ショックだったでしょうね。そのお父さん！

そうじゃ！それから猟友会の理事会が開かれて、銅弾を使うことになったというんじゃな。

 それ、とても良い話じゃないですか！

 その時、獣医さんは《はた》と思い当たったことがあるんじゃな！

 何をですか？

 サハリンのツンドラの中でロシア人の運転手さんに言われたことさ！

 『決まった道はない。ただ、行く先があるのみだ！』ですか。

 そのとおり。目的がハッキリしていれば、回り道をしていても必ず目的地に着くことができる…いいフレーズじゃな。

齊藤 慶輔さんは猛禽類研究所の代表で、オオワシ・シマフクロウ・オジロワシなどを研究するかたわら、保護活動をされている野生動物の専門家である。最終回にあたって小生がこの話をした理由は、100年以上前から多くの薬剤師の先達が目的としてきた《医薬分業》が軌道に乗った現在、その真の目的を「ハッキリと見定める必要がある」と自分自身に言い聞かせるためでもある。

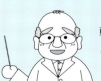

あとがきに代えて

◆ Mission ◆

> ベストをつくして、天命を待つのではなく
> 天命を待って、ベストをつくすのでもなく
> ベストをつくすことが、天命なのでしょう

朝　確固たる計画を持って起きたのに

どこからか声が聞こえてきます

「私も　君の計画を持っているよ

どちらの計画に沿うのもご自由だが

今日は　私の計画ではいかがかな」

若いころは反発ばかりしていましたが

年配になってからは　声に沿うようになりました

神様の声だなんて信じてはいませんけれど

声に沿った方がうまくいくことに気がつきました

朝起きて、声を聴き逃すまいと　耳を澄まします

すると　どこからともなく　声がします

そういえば

生まれた時から　そうだったような気がします

反発するのを知っていて　声は誘導してくれたのです

一日が　声の計画どおりに始まって　終わっていきます

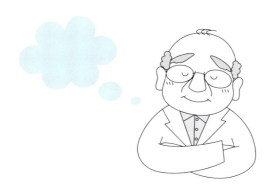

それが十年になり　二十年になり　今や七十七年目

私の人生そのものは　声に従った人生でした

しかし　性懲りもなく

今日も　寝る前に　一生懸命　明日の計画を練っています

そして

明日の朝になると　また　声を待っているでしょう

これから先は　声にまかせて

なにも　考えないことにいたしましょう

一生が　声の計画どおりに　終わっていくのでしょうから

ところで

今日は　どんな一日になるのでしょうか

2015年3月

佐谷　圭一

佐谷　圭一（さや　けいいち）

1938年6月22日	群馬県生まれ
1961年	明治薬科大学卒業
1963年	アスカ薬局（東京都練馬区）開設〜現在に至る
1974〜84年	日本薬剤師会常務理事
1984〜88年	日本薬局協励会副会長
1988〜98年	日本薬剤師会常務理事
1995〜98年	中央社会保険医療協議会（中医協）委員
1998〜2002年	日本薬剤師会会長
2014年〜	未来創研評議員

十文字革命 電子薬歴への提言
〜佐谷圭一の「かかりつけ薬局」講座〜

2015年3月30日　第1刷発行

著者　佐谷　圭一

発行　株式会社薬事日報社
　　　〒101-8648　東京都千代田区神田和泉町1番地
　　　電話 03-3862-2141（代表）　FAX 03-3866-8408
　　　http://www.yakuji.co.jp

デザイン・印刷　永和印刷株式会社

落丁本、乱丁本はお取り替えします。
本書の無断転載を禁じます。
ISBN978-4-8408-1303-7